协和专家+
协和妈妈圈

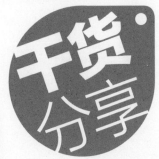

孕动

主 编 马良坤

副主编 邱雨 徐龙雨

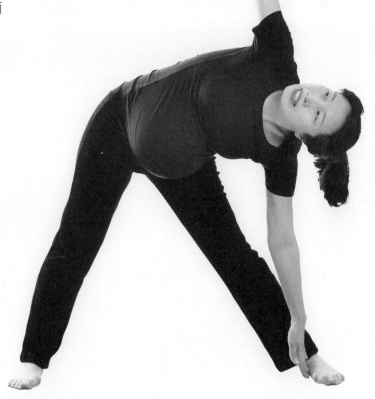

中国轻工业出版社

图书在版编目（CIP）数据

协和专家＋协和妈妈圈干货分享. 孕动 / 马良坤主编 .
－北京：中国轻工业出版社，2023.10
ISBN 978-7-5184-2121-3

Ⅰ . ①协… Ⅱ . ①马… Ⅲ . ①产褥期－妇幼保健－基本知识 Ⅳ . ① R715.3

中国版本图书馆 CIP 数据核字（2018）第 220983 号

责任编辑：付 佳

策划编辑：翟 燕 付 佳　　　　　责任终审：劳国强　　　封面设计：杨 丹
版式设计：悦然文化　　　　　　　责任校对：李 靖　　　　责任监印：张京华

出版发行：中国轻工业出版社（北京东长安街 6 号，邮编：100740）
印　　刷：北京博海升彩色印刷有限公司
经　　销：各地新华书店
版　　次：2023 年 10 月第 1 版第 5 次印刷
开　　本：720×1000　1/16　印张：12.5
字　　数：230 千字
书　　号：ISBN 978-7-5184-2121-3　定价：48.00 元
邮购电话：010-65241695
发行电话：010-85119835　传真：85113293
网　　址：http://www.chlip.com.cn
Email：club@chlip.com.cn
如发现图书残缺请与我社邮购联系调换
231760S3C105ZBW

随着社会的进步，女性对于孕产知识掌握得越来越多，怎么吃、吃什么更营养，补什么营养素宝宝体质好、更聪明……诸如此类，说起来都能头头是道，却忽略了一个重要的方面——孕期的运动保健。

现代研究发现，孕期各种不适症状、胎宝宝的身心健康发育、顺利分娩等，除了注重饮食，孕期适量运动也起着至关重要的作用。那么孕期又该怎样做运动？孕期的不同阶段该做怎样的运动？不同的运动都有什么作用？孕妈妈又该怎样选择适合自己的运动方式？做运动时有什么要注意的？本书一一给出了详细的答案。本书针对孕妈妈健康管理的需要，推荐了缓解孕期出现的各种不适症状、有助胎儿身心发育以及促进分娩的孕妇操。

书中按照孕期早中晚的身体特点分别给出相应的运动方式，同时也指导孕妈妈们配合运动如何进行饮食搭配。关于孕期常见不适症状如孕吐、呼吸困难、腰痛、水肿等单独成章专门指导，更有针对性。而且本书中的动作都是由孕妈妈亲身实践、专业瑜伽老师亲身指导的，安全可靠。

在此，希望本书能让每位孕妈妈都健康快乐地度过孕期，生出聪明、健康的小宝宝。

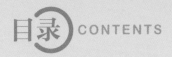

目录 CONTENTS

绪

Part 1　身体准备好，"孕动"更安全

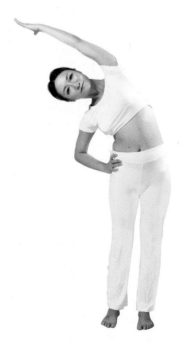

孕早期（孕0~12周）
开启运动计划，胎宝宝发育好、孕妈妈反应少

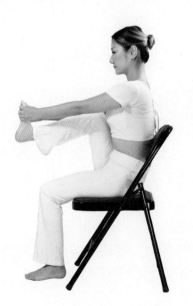

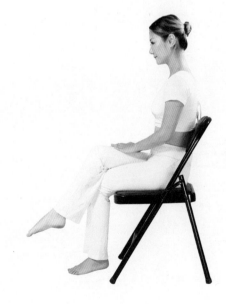

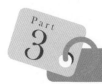

Part 3

孕中期 （孕13~28周）
适当增强运动锻炼，积蓄分娩孕力

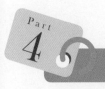

孕晚期（孕29~40周）
进行舒适运动，做好分娩准备

缓解孕期不适运动，让孕妈妈顺利生出健康宝宝

北京协和专家和"协和"妈妈圈达人精彩亮相

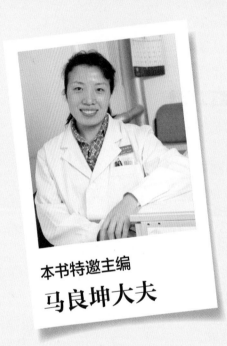

本书特邀主编

马良坤大夫

身份介绍

北京协和医院妇产科主任医师、教授，北京市孕期营养项目负责人、中国医师协会围产营养项目负责人、中国优生科学协会理事、中国女性健康公益联盟专家委员会专家、北京健康科普专家。

本书邀请理由

作为高龄产下二孩的妈妈和妇产医生，我经常跟自己说："其实当怀上的时候胎儿是什么样已经决定了，我能做的就是给孩子一个健康的成长环境。我一直都在练瑜伽，孕期的时候也保持一周五天锻炼的频率，我还坚持走路上班，边走边做各种上肢运动。这些都保证了我每天的好状态。"

特邀"协和"妈妈圈孕动达人：以过来人身份分享孕期经验

本书邀请理由

你可能看过各种明星孕妈妈晒孕期运动，见证过她们产下健康的宝宝，但是心中可能还存有疑虑：毕竟她们是明星啊，能请私教，普通人能做到那种程度吗？能！我们邀请了来自不同岗位、不同年龄的普通妈妈们分享孕动心得。

她们都在怀胎十月里遇到过或大或小的挑战，现在以过来人的姿态，通过现实感受，告诉孕妈妈在孕期做哪些运动可以缓解孕期不适，帮助顺产。听听她们的经验分享，或许可以打消你的顾虑，让你平安舒适地度过孕期。

70后，私企老板，生二宝时39岁，名正言顺的高龄产妇，大女儿已经15岁，小宝宝不到1岁。怀二胎时经历了妊娠糖尿病、羊水穿刺等煎熬，但最后拨云见日，顺产一个男宝宝。

怀二宝时查出了妊娠糖尿病，说不担心是假的，除了认真监测血糖外，"管住嘴、迈开腿"就成了行之有效的方法。因为之前没有运动习惯，所以教练建议每周2~3次的运动频率，以自己身体感到舒适为度，不追求一定要完成什么高难度动作。因此，整个孕期的血糖都很稳定，顺利生下了二宝。

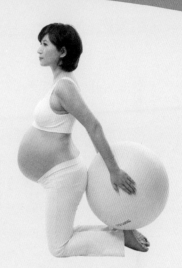

宝石妈妈　8个月

职场"白骨精"，6个月产假之后就重返职场，主张"家庭、事业两手抓"。对怀胎十月最大的感触是：什么都不是事儿。

我孕期仍然是坚持上班的，工作中经常使用电脑，手腕本来就很容易疲劳，随着月份增大，手腕酸麻、肿胀的感觉越来越强烈。所以，我在电脑前工作一段时间就会做一些小运动，不仅是手腕，感觉整个身体都有种放松的舒适感。

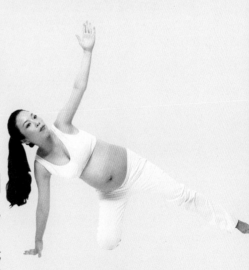

辰辰妈妈　8个月

注：高龄产妇是指受孕时34岁及以上的孕妈妈。

绪 孕期是否可以运动

孕期运动最大的风险是运动不当

在我们的传统观念中，怀孕等于休养和安胎，是很忌讳多动的。因此很多孕妈妈非常担心"动胎气"，担心先兆流产。那么，孕期运动到底有没有危险或者伤害呢？

孕期运动最大的风险就是运动不当（即选择了不适宜的运动种类和强度）造成母体损伤，进而导致胎盘早剥等产科并发症，危及胎儿生命。但是，目前的研究已经证明：合理的运动（即规律进行中等强度运动）对于普通孕妈妈来说，通常是不会造成流产或者早产的。

另外，有的孕妈妈接受孕期运动，但对可以进行运动的时间有疑问，担心孕早期运动会导致流产，孕晚期运动会引起早产。那到底什么时间可以进行孕期运动呢？建议大家把运动当成日常生活的一部分，真的很有好处。

建立良好的运动计划

好的孕期运动计划，是在孕前或备孕期间合理运动的基础上进行调整。这就跟孕期营养是一样的，你平时不注意合理膳食，只是在怀孕后开始万分小心，虽然亡羊补牢为时不晚，但效果终究不是最佳。所以，如果可以的话，至少从备孕开始就应该进行规律的有氧运动和肌肉力量练习，为孕期做好充足的体能准备。这样，孕期运动才能事半功倍。

孕期什么阶段适合运动呢？理论上说，孕中期是运动的最佳时期，此时孕妈妈和胎宝宝的状态都比较好。但实际上，怀孕的每个阶段都是可以进行相应运动的，只是频率和强度调整到适宜范围就好。

不适合运动的孕妈妈不要勉强

这方面的研究很多，各大权威机构给出的内容也略有不同，我们这里采用的是美国妇产科医师学会（ACOG）的建议。以下这些，我们称之为孕期运动的绝对禁忌证。如果有某一种或多种问题，理论上说是不能进行孕期运动的，应该尽量休息。

绝对禁忌证

1. 妊娠合并严重心脏病。
2. 能够引起肺脏僵硬或降低胸廓活动度的限制性肺病。
3. 宫颈功能不全，包括已经做了宫颈环扎术的情况。
4. 既往妊娠过程中曾有过多次早产史或妊娠中晚期出血史。
5. 本次妊娠先兆流产。
6. 孕 26 周后胎盘前置，胎膜早破。
7. 妊娠高血压，子痫前期。

除了这些绝对禁忌证，还有一些问题属于孕期运动的相对禁忌证。如果有符合相对禁忌证的情况，需要请医生仔细评估身体状态，并由专业人士制订个体化的运动方案，才可以在孕期进行相关运动。

相对禁忌证

1. 严重贫血。
2. 没有评估过的心律失常。
3. 没有得到有效控制的 1 型糖尿病、高血压、甲亢和癫痫。
4. 慢性支气管炎。
5. 极度肥胖（BMI>32）或者极度低体重（BMI < 12）。
6. 胎儿宫内生长发育受限。
7. 极度静坐少运动史，运动系统限制。
8. 双胞胎或多胞胎。

科学运动，让孕妈妈胎宝宝都受益

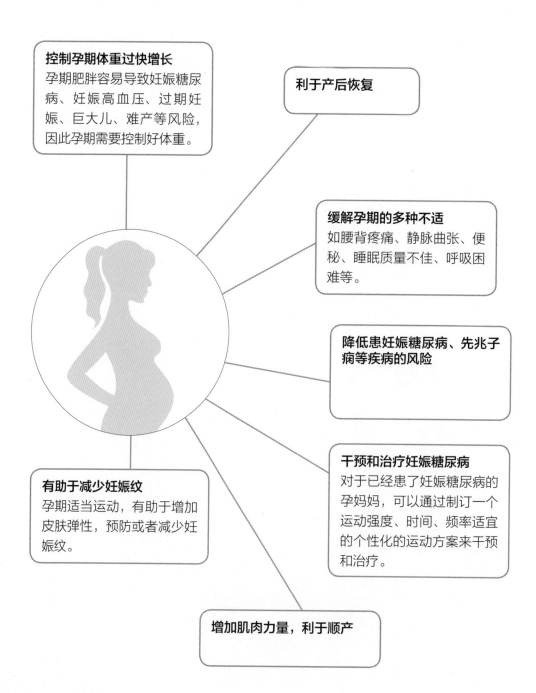

控制孕期体重过快增长
孕期肥胖容易导致妊娠糖尿病、妊娠高血压、过期妊娠、巨大儿、难产等风险，因此孕期需要控制好体重。

利于产后恢复

缓解孕期的多种不适
如腰背疼痛、静脉曲张、便秘、睡眠质量不佳、呼吸困难等。

降低患妊娠糖尿病、先兆子痫等疾病的风险

干预和治疗妊娠糖尿病
对于已经患了妊娠糖尿病的孕妈妈，可以通过制订一个运动强度、时间、频率适宜的个性化的运动方案来干预和治疗。

有助于减少妊娠纹
孕期适当运动，有助于增加皮肤弹性，预防或者减少妊娠纹。

增加肌肉力量，利于顺产

控制胎儿体重增长过多，减
少巨大儿的风险

降低孩子成年后出现代谢性
问题
如肥胖、2 型糖尿病的风险。

有助于胎宝宝大脑发育

给胎宝宝传递情感正能量

⌒ **马大夫**特别叮咛

运动可以让孕妈妈心情更加愉悦，预防产后抑郁

　　我曾经问一位跑步爱好者："你喜欢跑步吗？"她说："每当我系好鞋带的时候
也会有些不情愿，但一次次的过程和完成带给我的快感，又让我欲罢不能。"其实，这
就是所谓是"runner's high"，也就是跑步者的愉悦感。

　　研究表明，长时间、连续的、有一定强度的运动，可以使我们体内的内啡肽、去
甲肾上腺素、多巴胺水平升高，这些都是可以让人体验到快乐和愉悦的神经递质。当孕
妈妈坚持运动，不断提升对自我表现的满意度的同时，信心也会逐渐增强，整个人都会
非常有精气神，有助于预防产后抑郁的发生。

孕期运动需要遵循"FITT"原则

"FITT"是4个英文单词的缩写，分别指频率、强度、时间和类型。我们知道，所有的运动都是对健康有益的，但要综合考虑这4个要素，并将其都控制在合适的范围内所做的运动才是安全和有效的。

有一些运动是不适宜在孕期做的，比如需要急停、急转弯或者跳跃的运动，像打网球或者羽毛球等；有身体对抗的运动，比如篮球、排球等；滑雪、滑冰、潜水、举重等这些运动也不适宜在孕期做。简单说，就是容易导致摔倒、跌落、撞伤等危险的运动要尽量避免。虽然前面提到的这些运动孕妇好像一般不会做，但还是要再次提醒。另外，孕4个月后尽量不要躺着运动，一是为了保证子宫的血液循环；二是可以避免子宫压迫下腔静脉，导致下腔静脉综合征。

根据国际上各权威指南的推荐，孕妈妈应该进行合理的有氧运动及肌肉力量练习。有氧运动可以锻炼呼吸肌和心肺功能，对生产是有帮助的，比如散步或快走、慢跑、瑜伽（高温瑜伽除外）、游泳等，心情愉悦地做一做家务也是比较好的休闲活动。

而对于肌肉和力量练习，很多孕妈妈可能会心存疑惑：我在孕前都没有着重去练，孕期真的有必要这么做吗？其实在孕期锻炼肌肉，并不是为了健身或者增肌，而是为了把身体状态维持在孕前水平。因为女性在孕期身体会发生一系列改变，子宫的增大和体重的增加都会加剧身体的承重负担，导致重心改变；激素的作用会导致韧带松弛，带来腰背及骨盆的疼痛。如果不想被这些不适烦恼，就得锻炼你的肌肉，让它们足够强。

马大夫特别叮咛

在运动中出现这些情况需立即停止

1. 突发性疼痛。
2. 胎膜破裂。
3. 阴道出血或渗液。
4. 运动前呼吸困难。
5. 头晕目眩、晕倒。
6. 心率加速或异常。
7. 耻骨区疼痛。
8. 行走困难。
9. 血压升高。
10. 发热。
11. 身体乏力。
12. 感觉不适。

另外，不做突然性活动，避免深蹲、仰卧起坐、跳跃等动作。

身体准备好，
"孕动"更安全

热身运动是为了舒缓身体，通知身体"我要运动了"，降低运动受伤风险。因此孕妈妈运动前一定不要忽略热身这个环节。

科学运动需要搭配合理膳食

数量不一定要多，但饮食要多样化

  孕期营养非常关键，在很大程度上会影响母胎双方的健康，而且运动的热量也来源于饮食。只有科学运动搭配合理膳食才能达到让妈妈孕期少难受、顺利生，让胎宝宝更聪明、更强壮。

  没有一种食物能满足身体所有营养的需求，而且孕妈妈需要的既不是过度摄取热量，也不是偏重某一种营养，所以全面、多样化的均衡饮食模式最重要。

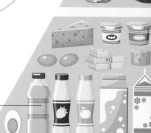

蛋白质

胎儿生命的基础物质，促进胎儿生长发育，供给热量。如鱼、禽、肉、蛋、奶及奶制品、大豆及其制品等。

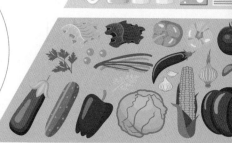

水

输送营养和代谢废物。每日应摄入 1500 ~ 1700 毫升水。

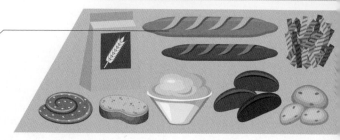

碳水化合物

孕妈妈和胎宝宝最主要的热量来源。如米、面等谷类，各种杂豆，薯类，水果等。

脂肪

重要的热量来源，促进脂溶性维生素的吸收，促进胎儿神经系统发育。
如植物油、坚果、肉类等。

矿物质

构成牙齿、骨骼等组织的重要成分。
钙：奶及奶制品、坚果、豆制品等。
铁：肉类、动物肝脏、动物血等。
碘：碘盐、海产品、坚果等。
锌：海产品、坚果等。

维生素

人体正常生长发育和维持新陈代谢的必需物质。
维生素 A：动物肝脏、黄绿色蔬菜等。
维生素 D：海鱼、晒太阳等。
B 族维生素：谷物、豆类、动物肝脏等。
维生素 C：新鲜蔬菜、水果等。

膳食纤维

促进肠道蠕动，软化粪便，预防便秘，还能防止肥胖，降血脂，平稳血糖。
主要存在于粗粮、薯类、新鲜蔬果中。

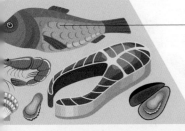
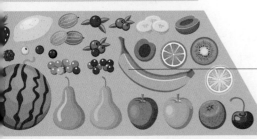
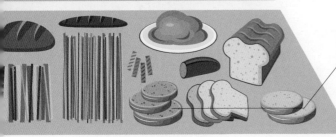

食物是补充营养最天然的方式

任何一种营养的获取都要依靠食物，食物是补充营养最合理、最基本、最天然的方式。不同的食物会提供不同的营养，通过均衡搭配这些食物——种类齐全，比例适当，确保供给的营养素与身体的需求量之间保持平衡，来满足孕妈妈和胎宝宝所需的热量和各种营养。

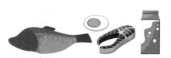

肉类
是优质蛋白质、铁等营养的主要来源，而禽肉是不饱和脂肪酸的主要来源，这些营养能促进胎儿大脑发育和造血，是胎儿生长发育的基础。

鱼、奶、蛋
是优质蛋白质、铁、钙、锌、不饱和脂肪酸等的主要来源，能为孕妈妈和胎儿的骨骼健康、大脑发育提供营养。

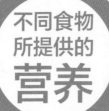
不同食物所提供的**营养**

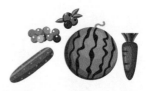

蔬果
能供给胎儿发育所需的维生素、矿物质，所含的膳食纤维可预防妈妈孕期便秘，还对皮肤好。多种颜色和种类的蔬果均衡摄入，对孕妈妈和胎宝宝都有好处。

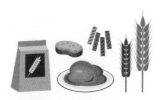

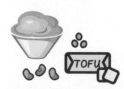

谷薯类
可提供碳水化合物，为孕妈妈和胎儿提供每日所需总热量的大半，还富含B族维生素、钙、膳食纤维等，是胎儿发育不可少的营养来源。

大豆制品
植物性蛋白质的主要来源，还能提供丰富的钙、维生素等，有助于控制孕期体重，能供给胎儿大脑发育所需的多种氨基酸。

优选食物补足关键营养素

优质蛋白质促进胎宝宝生长

孕妈妈随着孕期身体的变化、血容量的增加、胎宝宝的生长等，需要从食物中摄取大量蛋白质。如果缺乏蛋白质，孕妈妈就无法适应子宫、胎盘、乳房等身体组织的变化，可能造成胎宝宝生长发育迟缓、出生体重过轻等，严重的还会影响胎儿的智力发育。

蛋白质的质量取决于所含的氨基酸种类是否全面，以及是否容易消化吸收。蛋白质的氨基酸模式接近人体需求，容易消化吸收的，就是优质蛋白质。肉蛋奶、鱼、大豆及其制品是优质蛋白质的 4 个主要来源，日常饮食中可以侧重选择。

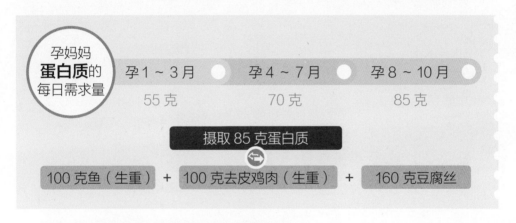

碳水化合物是孕妈妈主要的热量来源

孕妈妈的膳食中一旦缺乏碳水化合物，无法供给足够的热量，身体就要动用体内的蛋白质和脂肪来供给热量。而这个过程容易产生酮体，导致酮血症和酮尿症，对孕妈妈的健康和胎儿的发育都不利。

全麦及全麦制品、燕麦、大米、面粉、糙米、豆类、薯类、蔬菜、水果等可以作为孕妈妈膳食碳水化合物的主要来源。

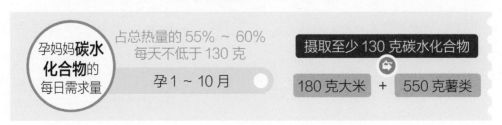

不饱和脂肪酸打造宝宝聪明的头脑

不饱和脂肪酸是脂肪的一种，其中的亚油酸和 α-亚麻酸是人体必需脂肪酸，只能从食物中获取。不饱和脂肪酸除了给予孕妈妈足够的体力支持，还有助于胎儿的大脑发育和神经系统的完善，对视网膜的发育也极有好处。不饱和脂肪酸主要存在于鱼、禽肉、坚果等中。

而且，不饱和脂肪酸中有一个明星营养素 DHA，它是胎儿神经系统的重要成分，能促进脑部的良好发育。DHA 主要存在于深海鱼（如沙丁鱼、金枪鱼、秋刀鱼等）和海藻中，而 α-亚麻酸可以在体内转化为 DHA，因此也是获取 DHA 的来源之一，α-亚麻酸主要存在于植物油中，比如亚麻子油、核桃油、紫苏子油等。此外，也可以通过 DHA 制剂予以补充。

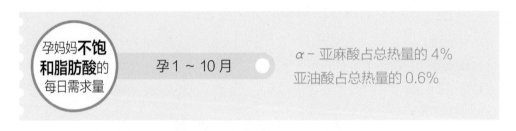

孕妈妈**不饱和脂肪酸**的每日需求量　孕 1 ~ 10 月　α-亚麻酸占总热量的 4%　亚油酸占总热量的 0.6%

妊娠剧吐与缺乏维生素 B$_6$ 有关

适当补充维生素 B$_6$ 有助减轻妊娠反应，花生、鸡肉、蛋黄、大豆、鱼肉、燕麦等食物都是维生素 B$_6$ 的良好来源。

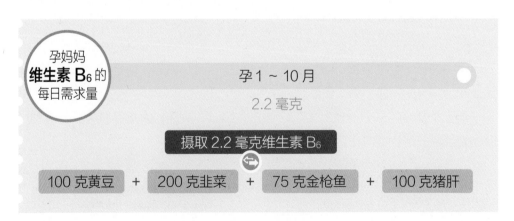

孕妈妈**维生素 B$_6$** 的每日需求量　孕 1 ~ 10 月　2.2 毫克

摄取 2.2 毫克维生素 B$_6$

100 克黄豆　＋　200 克韭菜　＋　75 克金枪鱼　＋　100 克猪肝

维生素 B₁₂ 保证胎儿的正常发育

维生素 B_{12} 缺乏的孕妈妈可能会出现贫血、神经系统病变、胃肠道病变、口腔黏膜出血等症，会影响胎儿的正常发育。建议通过选择动物肝脏、肉类、蛤类、蛋、牛奶及奶制品等补充维生素 B_{12}。

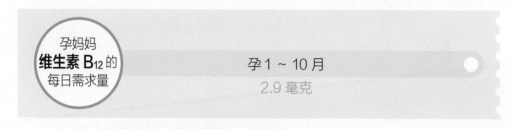

孕妈妈 **维生素 B₁₂ 的** 每日需求量

孕 1 ~ 10 月
2.9 毫克

维生素 A 促进胎宝宝眼睛和皮肤发育

维生素 A 可以促进胎宝宝视力发育，保证视紫红质的合成，还能维持胎宝宝骨骼及生殖功能的正常发育，促进蛋白质的生物合成。孕妈妈如果缺乏维生素 A，容易造成胎儿畸形、神经系统异常和眼发育不良。维生素 A 不能缺乏，更不宜过量。一般来说，维生素 A 侧重食补。

维生素 A 只存在于动物性食物中，绿色、黄色、红色的植物性食物中的胡萝卜素，可在体内转变成维生素 A。因此，获取维生素 A 可以选择动物肝脏、猪肉、牛肉、羊肉、蛋黄等，也可以选择富含胡萝卜素的黄绿色蔬菜和水果，如西蓝花、胡萝卜、红薯、茴香、荠菜、芒果等。

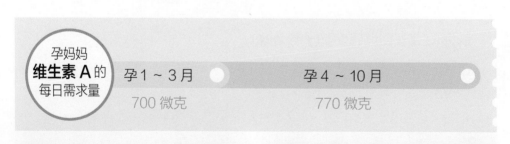

孕妈妈 **维生素 A 的** 每日需求量

孕 1 ~ 3 月
700 微克

孕 4 ~ 10 月
770 微克

常见食物中的维生素 A 含量	
羊肝	20972 微克 /100 克
鸡肝	10414 微克 /100 克

常见食物中的胡萝卜素含量	
西蓝花	7210 微克 /100 克
胡萝卜	4107 微克 /100 克
豌豆苗	2667 微克 /100 克

钙构建胎宝宝的牙齿和骨骼

胎儿所需的钙都是从母体获得的，尤其从孕中晚期开始，胎儿加速对钙的吸收和贮存。足月儿骨骼的钙，80%是在孕晚期从母体中获得的。如果得不到充足的钙，胎儿就会争抢母体的钙，从而使孕妈妈血钙降低，诱发小腿抽筋，严重时出现骨质疏松、骨质软化，还容易增加妊娠高血压的危险。而母体缺钙，孩子易患新生儿佝偻病和低血糖。孩子出生后体内钙储备不足，对骨骼和牙齿的发育也会有所影响。

孕妈妈补钙首选牛奶、酸奶、奶酪等，虽然它们的钙含量不是最高的，但是吸收率最好。因此，孕早期应保证每天摄入奶及奶制品300克，孕中晚期每天要将牛奶摄入量增加至500克，或与牛奶钙含量相当的其他奶制品。此外，海米、虾皮、鱼类和贝类等钙含量较高，大豆、豆腐干、坚果、芝麻酱、紫菜等也是膳食钙的重要来源。

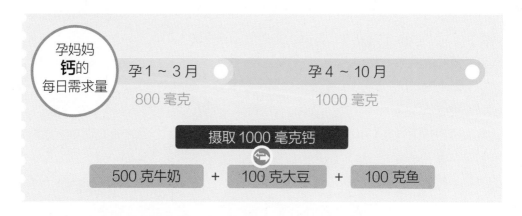

孕妈妈 **钙**的 每日需求量

孕1～3月　　800毫克　　　孕4～10月　　1000毫克

摄取1000毫克钙

500克牛奶　+　100克大豆　+　100克鱼

铁为胎宝宝创造安全的子宫环境

孕妈妈整个孕期对铁的需求量都比较多。如果铁的摄入量不足，孕妈妈可能会发生缺铁性贫血。贫血会导致子宫缺血，容易发生妊娠高血压综合征，严重贫血的孕妈妈容易患产褥感染。孕妈妈贫血，胎儿出现早产、死产的概率高于正常孕妇。

补铁首选动物性食物，比如牛肉、动物肝脏、动物血等，还能保证优质蛋白质的供应。植物性食物为辅，诸如桑葚、西蓝花、豆腐丝、腐竹、黑芝麻等也对预防贫血有一定益处。蔬果中的铁虽然不易吸收，但是其所含的维生素C能促进铁的吸收，因此要经常吃富含维生素C的蔬果，如鲜枣、橙子、猕猴桃、樱桃、柠檬、西蓝花等，或喝鲜榨的蔬果汁，都有利于改善贫血。

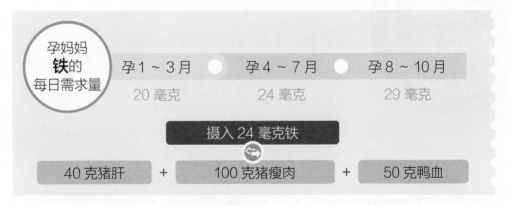

碘与胎儿的甲状腺功能密切相关

胎儿期缺碘会导致大脑皮质发育不全，引起克汀病（呆小症），而这种损害通常是无法逆转的，因此孕妈妈需要摄入充足的碘以满足胎儿的需求。

正常食用碘盐和摄入富含碘的饮食，基本都能满足孕妈妈对碘的需求。海产品的含碘量很高，如海带、紫菜、鲜海鱼、干贝、海参、海蜇等。其次是蛋、奶，然后是肉类。

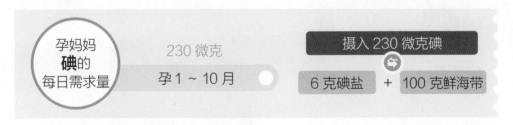

锌是胎儿生长发育的必备营养素

孕妈妈缺锌会导致妊娠反应加重，还有可能导致产程延长、流产；也会导致宫内胎宝宝发育迟缓，出现早产儿、低体重儿，严重的还会增加胎宝宝畸形率，出现中枢神经系统畸形、肝脾肿大等情况。

整体来看，食物中以海产品中的锌含量最多，如扇贝、牡蛎；其次是坚果、奶制品、蔬菜、谷物等。

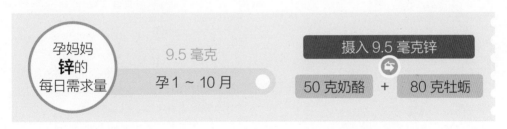

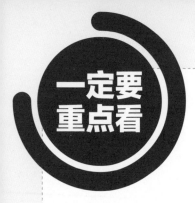
一定要
重点看

掌握基本运动姿势，
打下安全基础

　　所有的运动都是从基本姿势慢慢演变而来的，把基本姿势做准确、做正确，是安全运动的基础。如果孕妈妈运动初始的姿势就不舒服、不正确的话，胎宝宝也会感到不舒服，反而不利于孕妈妈和胎宝宝的孕期健康。

基本站姿

站立时，双脚分开与肩同宽或略比肩宽，脚尖朝前。双肩放松、下沉，脊背挺直，双臂在身体两侧自然下垂。

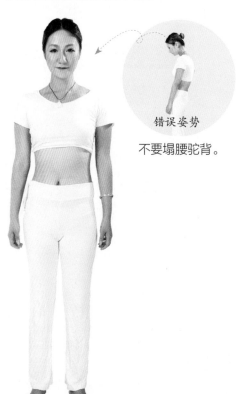

错误姿势

不要塌腰驼背。

盘腿坐姿

比较简单舒服的一种坐姿，两腿伸直坐在垫子上，然后双腿弯曲收回同时自然交叉，尽量靠近会阴部。脊背挺直、向上伸展，双肩放松、下沉，目视前方，双手自然放在脚踝位置。

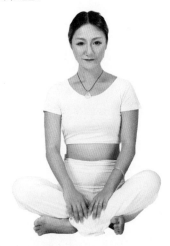

马大夫特别叮咛

　　这个坐姿有利于股、踝等关节部位的健康，增强神经系统的功能。孕妈妈可以随时做这个姿势，配合自然呼吸。

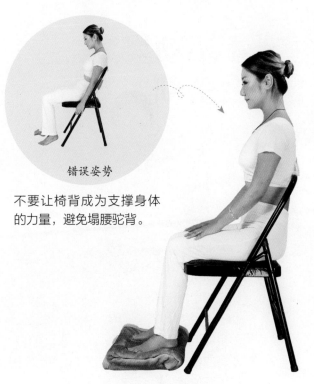

错误姿势

不要让椅背成为支撑身体的力量，避免塌腰驼背。

椅子坐姿

臀部向后靠，在椅面上坐实，脊背挺直，向上伸展，目视前方，双腿自然分开与肩同宽，双手自然平放在大腿上。如果双脚不能完全触地，可以在下面垫上毯子，帮助平衡身体。

基本趴卧姿势

双膝弯曲趴卧，小腿、脚背、脚趾贴近地面，五指分开、指尖向前，用手掌支撑地面，双肩展开，脊背挺直。此时注意，不要低头或者仰头，不要塌腰。

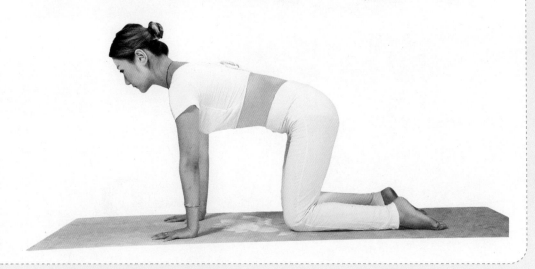

基本侧卧姿势

1. 自然坐在瑜伽垫上，顺势侧躺，左
   臂弯曲、左手五指张开支撑地面，
   右臂、右手掌辅助支撑。

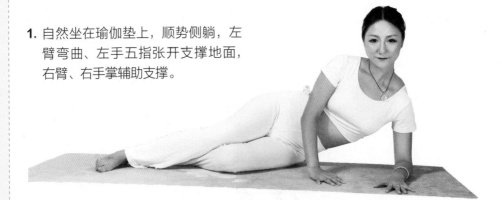

2. 左臂慢慢伸展，身体顺势下躺，右
   臂、右手掌继续辅助支撑。

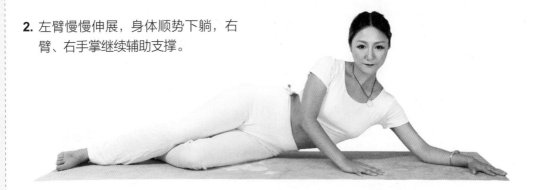

3. 左臂完全伸直贴在地板上，头部
   顺势侧枕在左臂上，右臂自然放
   在身前。

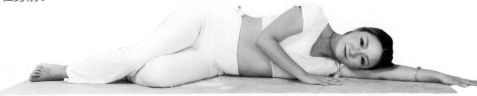

正确的呼吸方式

正确的呼吸方式可帮助孕妈妈呼吸到新鲜而充足的空气，给予心脏温柔的按摩，让孕妈妈带动胎宝宝彻底放松，度过一段愉快的运动时光。

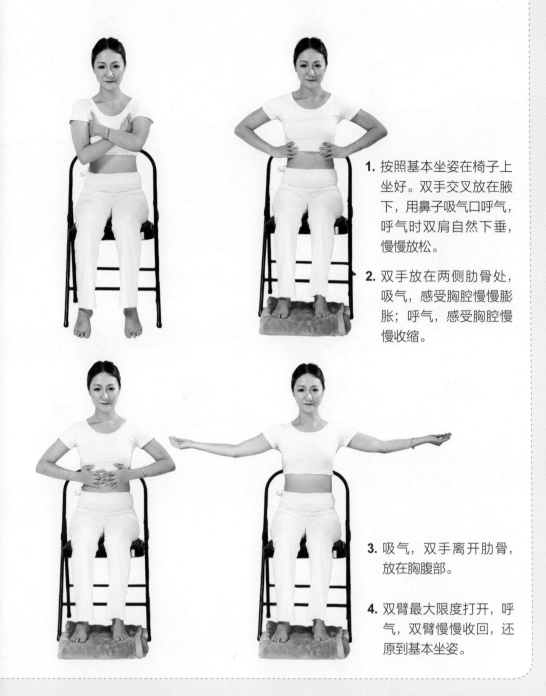

1. 按照基本坐姿在椅子上坐好。双手交叉放在腋下，用鼻子吸气口呼气，呼气时双肩自然下垂，慢慢放松。

2. 双手放在两侧肋骨处，吸气，感受胸腔慢慢膨胀；呼气，感受胸腔慢慢收缩。

3. 吸气，双手离开肋骨，放在胸腹部。

4. 双臂最大限度打开，呼气，双臂慢慢收回，还原到基本坐姿。

热身运动

　　热身运动一般时间短、强度低，慢慢增加身体温度和血液循环，使全身各系统逐渐适应即将进行的运动，通知身体"我要运动了"，降低运动损伤。因此，孕妈妈运动前一定不要忽略热身这个环节，同时注意运动时要站在瑜伽垫或者防滑毯等安全防滑的地方，避免摔倒。

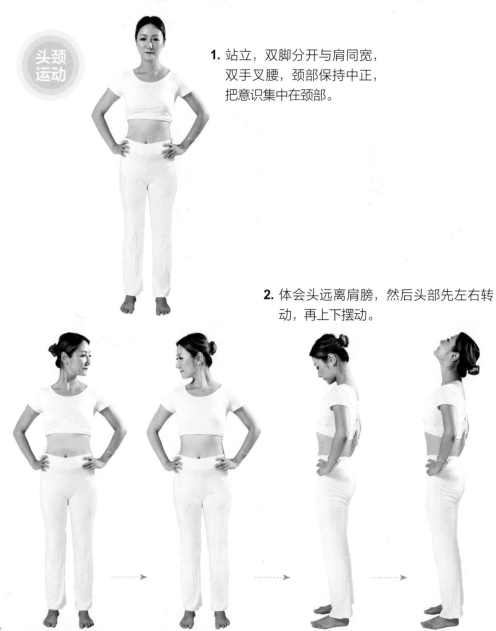

头颈运动

1. 站立，双脚分开与肩同宽，双手叉腰，颈部保持中正，把意识集中在颈部。

2. 体会头远离肩膀，然后头部先左右转动，再上下摆动。

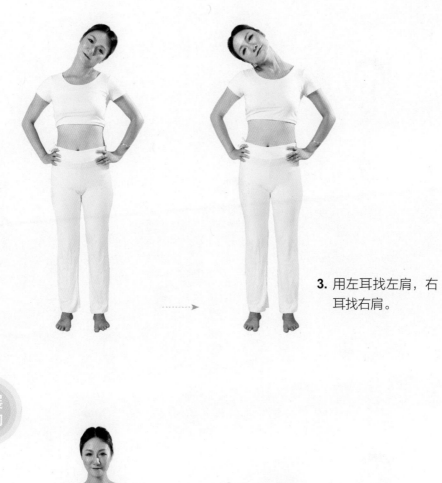

3. 用左耳找左肩，右耳找右肩。

伸展运动

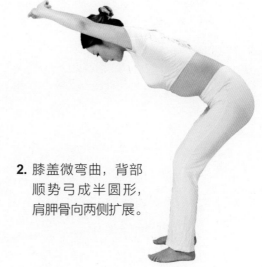

1. 取站姿，双手在胸前十指交叉，手掌外翻，双臂向前水平伸展。

2. 膝盖微弯曲，背部顺势弓成半圆形，肩胛骨向两侧扩展。

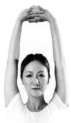

3. 慢慢起身，双臂向
上伸展，让腰部挺
直，手掌朝上。

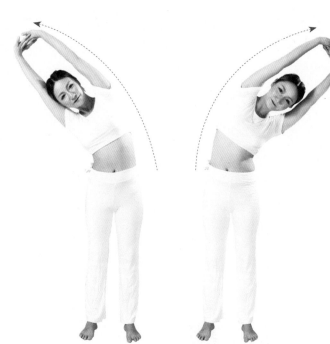

4. 身体分别向左、向右伸展，各保持 5
个自由顺畅的呼吸。

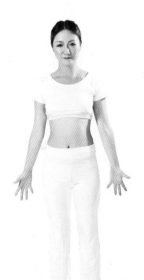

姿势
指导

做每一侧的伸展动作
时，尽量不要挤压到同侧的
腹部。

5. 放松，还原到站姿。

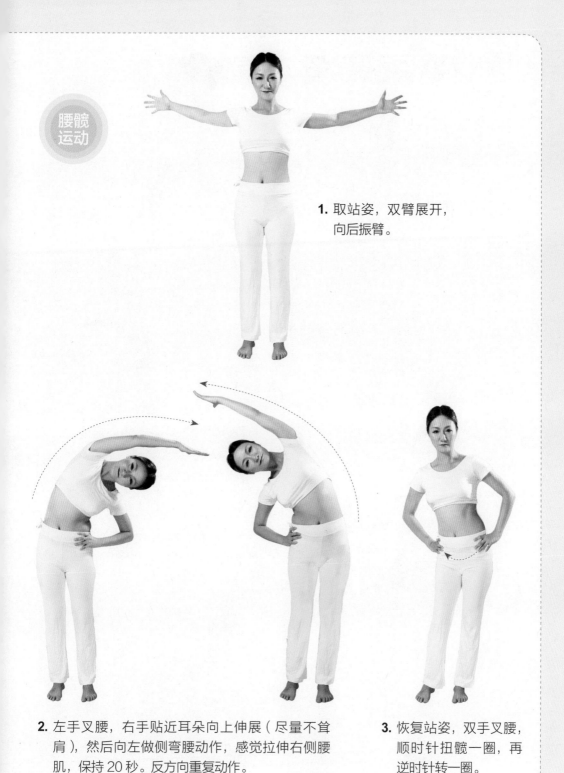

腰髋运动

1. 取站姿，双臂展开，向后振臂。

2. 左手叉腰，右手贴近耳朵向上伸展（尽量不耸肩），然后向左做侧弯腰动作，感觉拉伸右侧腰肌，保持20秒。反方向重复动作。

3. 恢复站姿，双手叉腰，顺时针扭髋一圈，再逆时针转一圈。

腿部运动

1. 取站姿，双手叉腰，身体左转，左腿屈膝，背部挺直，双手稍微撑在左大腿上，做弓步压腿动作，保持10秒。反方向重复动作。

姿势指导

做此动作时腰部稍微弯曲20度，让腰腹部感觉更舒适，同时腿部拉伸的程度以自己的感受为主，不要勉强拉伸。

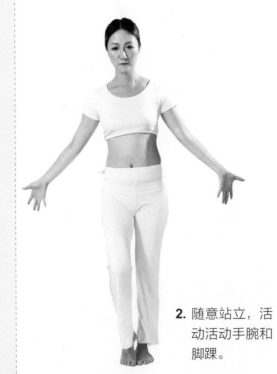

2. 随意站立，活动活动手腕和脚踝。

马大夫特别叮咛

这套热身运动可以根据自己的感受来确定运动的频率，不要强行要求自己"保持30秒""转3圈"等，如果觉得某个动作舒服，可以多做几次，如果觉得某个动作吃力，可以简单做一下或者不做。

孕早期
（孕 0~12 周）

开启运动计划，
胎宝宝发育好、孕妈妈反应少

以科学为基础的适当运动有助于缓解早孕反应，促进孕妈妈食欲，利于胎宝宝成长。

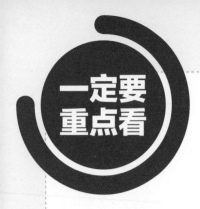

一定要重点看

孕早期，
运动要以"慢"为主

生理特点

孕早期是从精子与卵子结合形成受精卵，再到胎儿形成的阶段，这一时期医学鉴定的时间为0~12周。孕早期时胚胎着床尚未完全稳固，所以对任何刺激都较为敏感，稍有不慎，就有可能造成意外，引发流产。据统计，大部分流产都发生在8~16周，尤其是在前3个月，所以这个阶段孕妈妈要格外注意。

但这并不意味着孕早期不需要运动，行之有效的运动能避免孕妈妈因甲状腺分泌紊乱等导致的流产，而运动之后，血液循环及消化功能的增强则能够缓解呕吐、失眠、便秘等症状。同时，在孕早期保持有规律的运动，可以有效预防孕中期由于腹部脏器受挤压而引发的各类疾病，比如妊娠糖尿病、妊娠高血压、胆结石等。

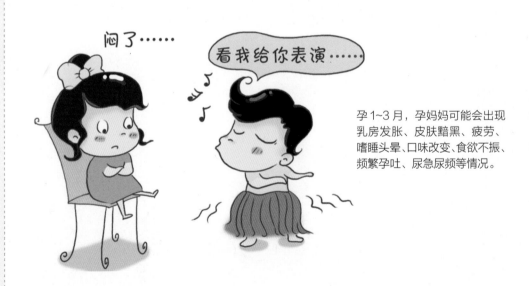

孕1~3月，孕妈妈可能会出现乳房发胀、皮肤黯黑、疲劳、嗜睡头晕、口味改变、食欲不振、频繁孕吐、尿急尿频等情况。

运动指南

1. 孕早期时，孕妈妈运动时尽可能让身体处于温和舒适的状态，运动方式选择慢而舒缓的运动，但如果早孕反应比较严重，则要以休息为主。

2. 不同人群在孕早期运动时要区分对待。备孕期有良好运动习惯的女性，可以在孕期继续保持运动，但运动时要遵循第 1 条。之前没有运动习惯的女性，进入孕期选择运动时，则需要选择强度较小的运动且需要缓慢开展练习，或在胎儿进入稳定期时开启孕期运动计划。

3. 无论是哪类孕妈妈，在开启孕期运动之前都要咨询自己的产科医生，听取医生的建议，比如没有早产史、流产史或先兆流产、贫血等医学禁忌证，获得运动许可后，与自己的私人教练或专业指导老师多沟通，尽量缓解早期运动的心理障碍。

4. 孕早期的运动方式推荐散步或瑜伽。散步速度控制在 4 千米 / 小时，时间控制在 20 ~ 30 分钟，步速和时间都要循序渐进；瑜伽的练习可选择练习呼吸法及稳定骨盆的系列动作，以舒适安全为前提，时间 30 ~ 40 分钟。根据身体接受程度进行调整，运动强度以缓为主。

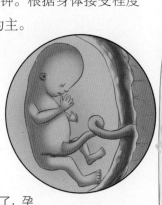

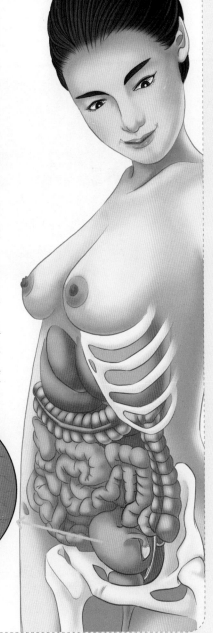

孕 12 周时能感觉到宝宝的存在了，孕妈妈腹部可能会出现妊娠纹，腹部正中会出现一条深色的竖线。

膳食原则

1. 孕早期，胚胎发育缓慢，孕妈妈的基础代谢增加不明显，体重、乳房、子宫的增长都不多。因此这时候的饮食原则是饮食均衡、种类丰富，但是不要强迫进食，根据自身的食欲和妊娠反应轻重程度进行调整。

2. 孕早期是胎宝宝神经管分化的关键期，一定要补充足量的叶酸。

3. 积极应对孕吐，避免呕吐导致的营养不良。

4. 早期胚胎发育所需的氨基酸需要母体供给，所以妈妈一旦蛋白质（由多种氨基酸组成）摄入不足，会导致胎宝宝生长迟缓，并影响中枢神经系统的发育。这种不良影响很难弥补，因此孕早期要注重优质蛋白质的补充。

5. 这个时期胎儿不稳定，要减少摄入容易导致流产的食物以及含大量添加剂的食物。

关键营养素

B 族维生素	叶酸预防胎儿神经管畸形，时间是关键，因此在致畸敏感阶段的孕早期，孕妈妈要注意叶酸的摄入和补充。补充维生素 B_6、维生素 B_1 有助于改善孕吐，还可以缓解疲劳、稳定情绪。
蛋白质	孕早期也是容易出现流产的高发时段，补充蛋白质可避免因蛋白质缺乏引起的胚胎发育不良。
碳水化合物	如果孕妈妈体内缺乏碳水化合物，会过度消耗脂肪和蛋白质，导致身体内酮体堆积，出现酮症，将严重损害胎儿的大脑发育。
锌	孕妈妈缺锌会降低自身免疫力，加重孕吐，孕早期应积极供给充足的锌，以避免免疫力降低，影响胚胎发育。

可能需要的营养补充剂

孕早期孕妈妈	补充叶酸片每天 400 微克
孕吐严重的孕妈妈	补充蛋白粉每天约 30 克；需要时补充维生素 B_6
喝奶不足的孕妈妈	钙剂每天 300 ~ 600 毫克

盘腿坐：
增强骨盆肌肉和韧带的柔韧性

　　在孕妇自然分娩的过程中，最痛苦的是疼痛，而比疼痛更痛苦的是被疼痛折腾了半天也生不出来。为了减少生产时的痛苦，从孕早期开始，孕妈妈就应开始做一些轻缓的、小幅度的腿部及髋部运动，可以起到促进顺产、减轻生产痛苦的作用。盘腿坐的锻炼可以帮助拉伸大腿与骨盆的肌肉，同时可以改善妊娠晚期和分娩时的体形，保持骨盆肌肉和韧带的柔韧性，促进下半身的血液循环。

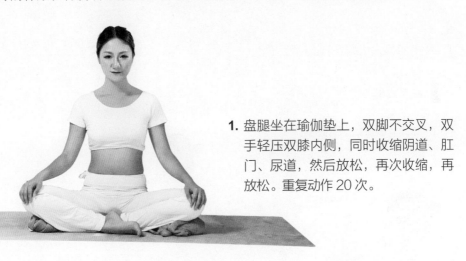

1. 盘腿坐在瑜伽垫上，双脚不交叉，双手轻压双膝内侧，同时收缩阴道、肛门、尿道，然后放松，再次收缩，再放松。重复动作 20 次。

2. 脚掌心相对而坐，坐骨坐实，骨盆稳定，双膝向两侧打开，感觉大腿内侧有轻微伸展，双手放在臀后支撑身体，保持胸腔打开，肩胛下沉，保持 8 个自由呼吸。

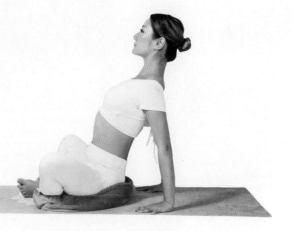

金刚坐：
帮孕妈妈调节心情，预防抑郁

　　怀孕后，因为身体的各种变化，孕妈妈难免会出现心情浮躁、焦虑等心情不好的时候，偶尔的心情不畅影响不大，但若长此以往，不仅孕妈妈自身可能会抑郁，对胎宝宝的成长也是不利的。因此，孕妈妈必须学会并善于调节自己的心情，金刚坐是一个不错的选择，同时还可以使骨盆肌肉得到锻炼，对生殖系统十分有益。

1. 跪坐姿势，小腿和脚背平贴于地面，膝盖并拢，双脚略分开，大腿压在小腿和两脚之间。脊背挺直，上半身保持直立，两臂自然下垂，放在大腿上。

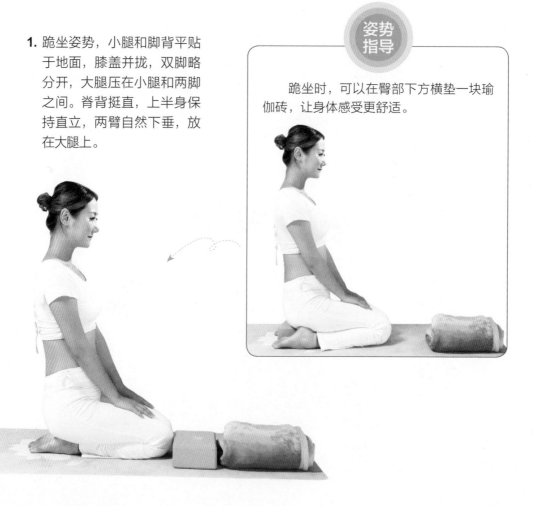

姿势指导

　　跪坐时，可以在臀部下方横垫一块瑜伽砖，让身体感受更舒适。

跪立时,上身尽量放松,主要锻炼肩膀及胸部的力量,注意收紧下巴,腰背挺直。可以在脚踝下方垫毯子,缓解足背、脚踝的压力。

2. 起身,呈跪立状态,并打开双膝与肩同宽,踮起脚尖,做一个深呼吸,保持 3 ~ 5 秒。然后慢慢将臀部坐回到双脚上,在最终的金刚坐上保持 1 分钟。

马大夫特别叮咛

适当做轻缓运动有助于缓解孕吐

孕早期出现孕吐其实是一种排异反应,是宝宝在向你传达讯息,告诉你,他正在一点点长大。但是有的孕妈妈因为孕吐就变得什么也不想干,什么也不想吃,很心烦,几乎天天宅在家里,其实这样只会加重早孕反应。要经常做做轻缓的运动,既能分散对于孕吐这件事的注意力,还能改善恶心、倦怠等症状。

摇摆摇篮：
放松身心帮助孕妈妈安胎

　　一旦怀孕，如何安胎就成了孕妈妈最关心的问题。这期间，孕妈妈不仅要注意生活有规律，饮食有营养，还要保持心情愉快，身心双调更利于养胎安胎。

姿势指导

做此套动作时，双手也可以一只放在胸部，一只放在腹部。

1. 取坐姿，最好是坐在软垫或是毯子上，两脚脚心相对，上身挺直，双手交握，握住脚尖。将毯子卷起，绕过臀部垫在大腿根下，帮助固定根基不晃动。

2. 双手、双臂保持不动，使整个上半身向右摆动，然后依次按照后、左、前的顺序自然摆动一圈，停下来休息1～2秒，再重复动作。期间两腿可随身体而动。

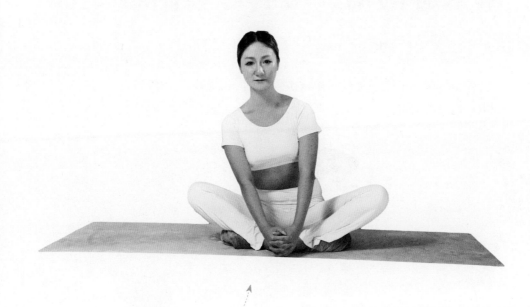

姿势指导

如果觉得转圈会晕，也可以不用身体转圈，改成以臀部为基点，由左到右、由前向后摆动的方式运动。

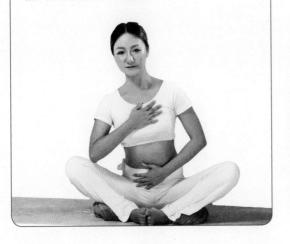

马大夫特别叮咛

可以早上起床的时候做这个运动，帮助舒缓身体，也是在叫胎宝宝起床。如果是上班族，早上做完这套小运动，感觉一天的心情都会好起来，带着宝宝开开心心去上班。

扩胸运动：
增大肺活量，缓解呼吸困难

　　做做扩胸运动，增加肺活量，不仅有助于孕妈妈日常舒缓呼吸，对日后的分娩也是很有帮助的。另外，还能锻炼肩臂部的肌肉，帮助放松肩部。

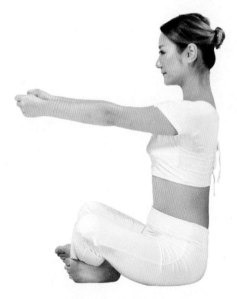

1. 盘腿坐姿，双臂向前平伸，与肩同高。

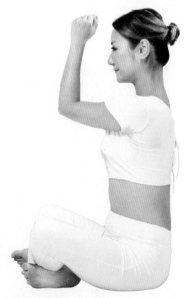

2. 两前臂向上弯曲成90度，双手握拳，合拢放于眼前。

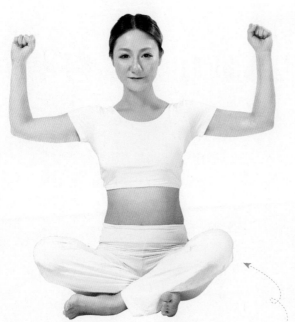

3. 吸气，做扩胸运动，保持两前臂弯曲状态，慢慢展开成 180 度，保持 2 ~ 3 秒。呼气，慢慢恢复到步骤 2 的姿势。

姿势指导

　　做这套动作时，也可双手握拳朝下，双臂伸直与肩平，然后整条手臂向外扩展。另外要注意，做动作时要自然呼吸，不要屏息，以免缺氧。

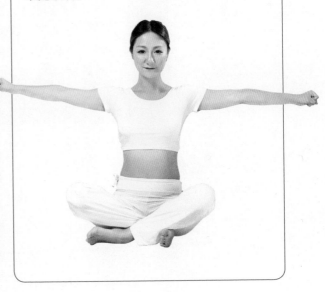

马大夫特别叮咛

出现妊娠剧吐要就医

　　程度较轻的孕吐是不会影响正常妊娠的，但是也有少数孕妈妈早孕反应较重，发展为妊娠剧吐，这个时候就需要就医了。

　　那么什么程度的孕吐属于妊娠剧吐呢？一般来说，孕吐呈持续性，无法进食或喝水，消瘦特别明显，体重下降超过原有体重的 15%；出现严重的电解质紊乱和严重的虚脱，甚至发生生命体征的不稳定；孕吐物除食物、黏液外，还有胆汁和咖啡色渣物，这时应及时到医院检查。

躺式扭腰运动：
锻炼大腿及髋部肌肉，有利于顺产

　　孕妈妈做一些轻缓的、小幅度的腿部及髋部运动，可以锻炼大腿外侧、臀部和腰部肌肉，改善孕妈妈脊椎及背部不适。同时有助于促进顺产，减轻生产时的痛苦。

第1组

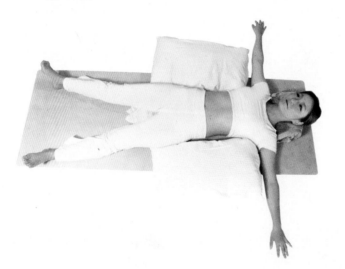

1. 平躺在床上，头下枕一个软枕，身体两侧再各放一个软枕。双臂水平伸展，双腿伸直分开。

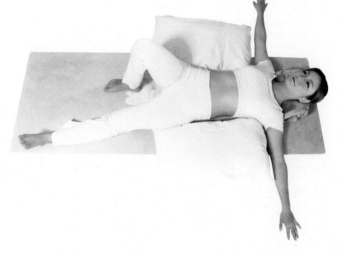

2. 右腿屈膝，右脚脚掌踩在床上。

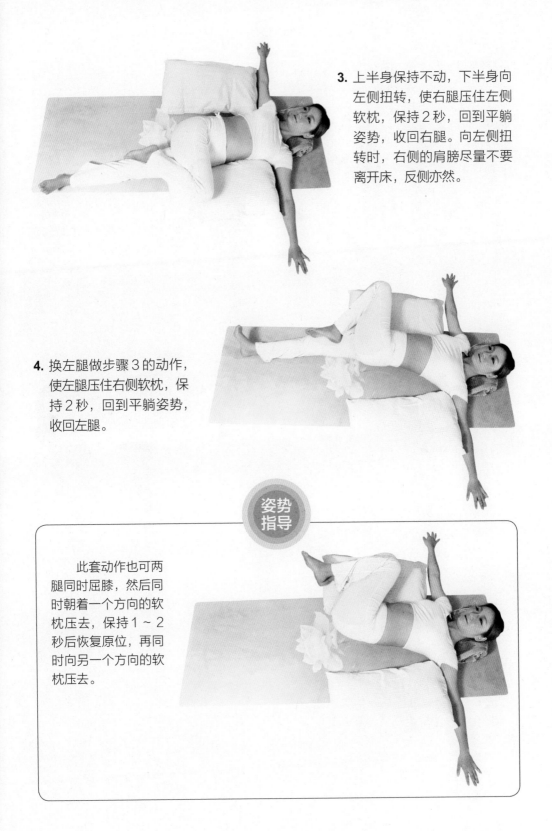

3. 上半身保持不动，下半身向左侧扭转，使右腿压住左侧软枕，保持2秒，回到平躺姿势，收回右腿。向左侧扭转时，右侧的肩膀尽量不要离开床，反侧亦然。

4. 换左腿做步骤3的动作，使左腿压住右侧软枕，保持2秒，回到平躺姿势，收回左腿。

姿势指导

此套动作也可两腿同时屈膝，然后同时朝着一个方向的软枕压去，保持1~2秒后恢复原位，再同时向另一个方向的软枕压去。

第 2 组

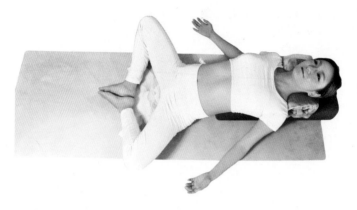

1. 平躺（后背部垫上抱枕），两脚脚心相对，然后将两个膝盖尽力向下压。

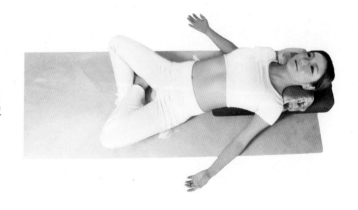

2. 平躺，两脚交叉，然后将两个膝盖尽力向下压。

马大夫特别叮咛

　　在练习这两个动作时，建议在后背部垫上抱枕或枕头，给腰后侧一定的空间，以减轻腰后侧的压力。如果用的是瑜伽专业抱枕，建议在颈部垫上毯子，保持颈曲正常，如果用的是家用枕头，弹性较大，可以不用垫毯子。

脚腕运动：
使脚腕关节变得柔韧有力

怀孕期间，体重的增加，再加上身体激素的变化，孕妈妈常常会出现双脚麻木、水肿等症状，平时适当做一做脚腕运动会使脚腕关节柔韧有力，改善孕妈妈中晚期的脚部水肿。

第1组

1. 孕妈妈取仰卧姿势，两腿平伸，
   两臂水平伸展。

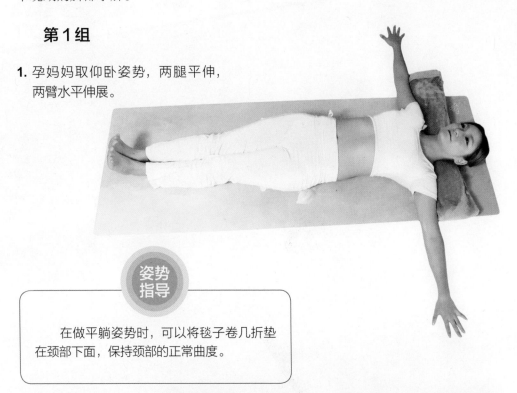

姿势指导

在做平躺姿势时，可以将毯子卷几折垫在颈部下面，保持颈部的正常曲度。

2. 两脚同时前后活动
   脚踝，充分伸展、
   收缩跟腱10次。

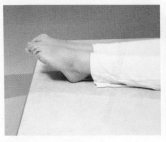
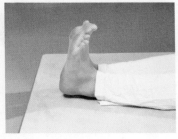

3. 抬起左腿，左右摇摆脚踝 10
次，放下。抬起右腿，左右
摇摆脚踝 10 次，放下。

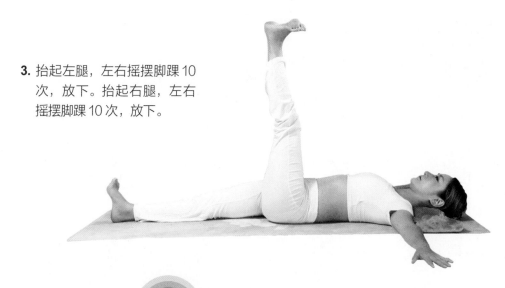

姿势
指导

此套动作也可以坐在椅子上完成， 踮脚，以脚尖
为基点，分别按照顺时针、逆时针方向转动脚踝。

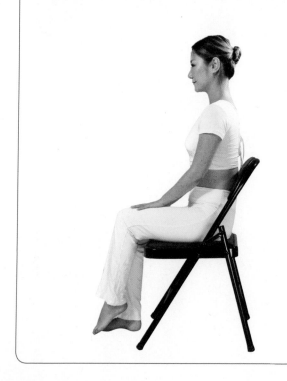

第2组

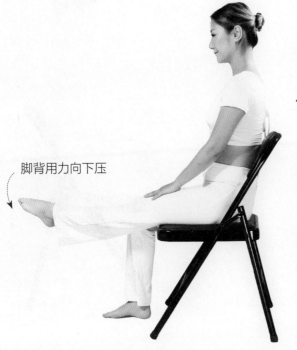

脚背用力向下压

1. 孕妈妈坐在椅子上，抬左腿伸直，脚背用力向下压，使膝关节、踝关节和足背成一条直线。

2. 然后脚尖用力向上勾，反复做5~10次。换右腿重复动作。

脚尖用力向上勾

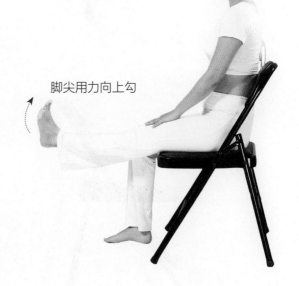

 马大夫特别叮咛

孕妈妈在做脚腕运动时，最好采取坐姿或躺姿，而不要采用站姿，以免因为失去平衡而摔倒。

第 3 组

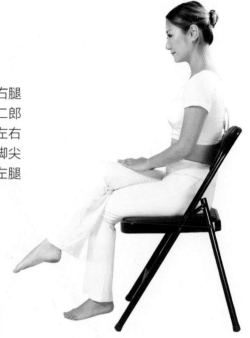

1. 孕妈坐在椅子上，右腿压在左腿上，跷起二郎腿，然后慢慢上下左右活动右腿的小腿和脚尖1~3分钟，然后换左腿练习。

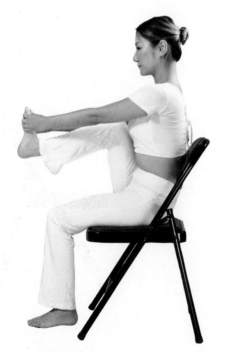

2. 向前、向后掰一掰自己的脚趾。换腿重复动作。

腿部画圈：
加强腿部肌肉的弹性

腿部运动有助于增强会阴部、髋部、膝关节周围肌肉的弹性，为孕妈妈顺利生产做准备，同时有助于产后恢复，使腿形更美。

第1组

1. 左侧卧姿势，双腿伸直，左手支撑头部，右手摊开平放，掌心朝下，自然支撑在胸前。

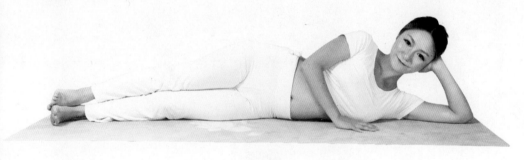

姿势指导

做这组动作时，如果感觉手臂支撑头部太累，也可以将头部直接枕在枕头上来做。

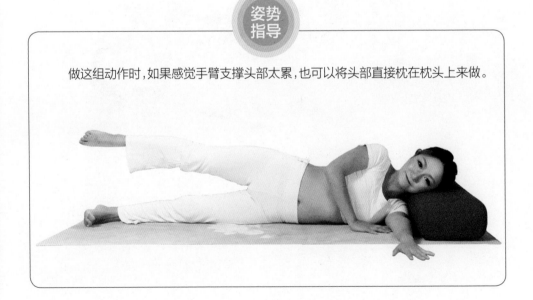

2. 抬起右腿略比髋高，注意腿和脚一定要伸直。然后右脚以顺时针方向慢慢画一个圈，然后悬停在开始的位置，保持2～3秒；再逆时针画一个圈，保持2～3秒。然后换右侧卧，抬起左腿重复动作。进行5～8组。

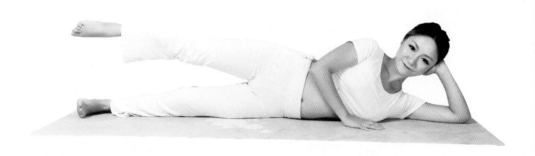

第2组

孕妈妈平躺在床上，双膝屈起、并拢，然后由双膝带动大小腿，缓慢而有节奏地画圈。画圈时双肩和脚掌要紧贴床面。

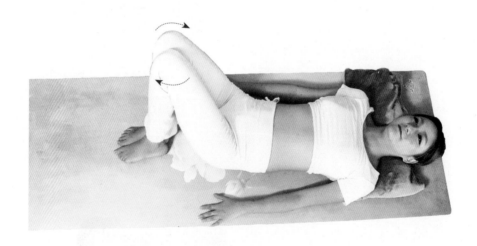

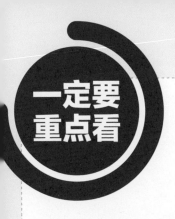
一定要
重点看

饮食配合，运动更有效

补叶预防畸形的发生

补叶酸关键期

有的妈妈在备孕期就补叶酸了，这些妈妈在孕早期也要继续补，而且要持续至哺乳期结束。虽然孕早期是胎儿神经系统发育的关键期，但叶酸的补充并不能仅限于孕早期，因为在孕中期、孕晚期，胎儿DNA的合成，胎盘、母体组织和红细胞的增加，都使叶酸的需求量大大增加。此时缺乏叶酸容易导致孕妈妈出现巨幼红细胞贫血、先兆子痫、胎盘早剥等。

食物补不足，叶酸片来补

食物中的天然叶酸具有不稳定性，遇光、遇热容易损失，在储存、烹调加工过程中都会有不同程度的损耗。比如，蔬菜储存2～3天后，叶酸损失一半，加热油炒后的食物，叶酸也损失较多。所以仅靠食补往往达不到孕期的叶酸需求，应在食补的同时补服叶酸片。但是叶酸补过量也无益，因此建议提前咨询医生。

4 大类高叶酸食物

人体不能自己合成叶酸，天然叶酸只能从食物中摄取，因此应该牢记4 大类高叶酸含量的食物，让它们经常出现在孕妈妈的餐桌上。

蔬菜类，尤其是深色蔬菜。一般来说，蔬菜的颜色越绿，含的叶酸就越多。

菠菜　　　　韭菜　　　　西蓝花

大豆及豆制品、坚果类。

黄豆　　　　花生　　　　西瓜子

水果类，尤其是柑橘类水果。

橙子　　　　柠檬　　　　葡萄柚

动物肝脏。

猪肝　　　　鸡肝

缓解孕吐可以这样吃

清淡的食物让人有进食欲望

呕吐期间，食欲本来就差，只要不是绝对禁忌的食物，孕妈妈可以根据自己的口味想吃什么吃什么，但整体上要以清淡、少油为好。很多孕妈妈此时会对鱼、肉、动物肝脏等比较反感，不必强迫自己进食，度过孕吐阶段，食欲就会慢慢好转。

妊娠反应强烈时吃馒头、饼干能减少干呕

有早孕反应的人，呕吐严重时建议吃固体食物，比如馒头、饼干、烧饼、面包片等，可缓解孕吐反应。不断呕吐会造成体内水分严重丢失，要注意补水，但固体食物和液体食物最好不同食。

增加 B 族维生素的摄入以减轻孕吐反应

B 族维生素可以有效改善孕吐。其中维生素 B_6 有直接镇吐的效果，维生素 B_1 可改善胃肠道功能，缓解早孕反应。除了服用复合维生素制剂补充外，尤其要注重通过膳食补充 B 族维生素。

维生素 B_6
小麦胚芽、麦麸、鳕鱼、牛肉、香蕉、甘蓝、芒果等都是维生素 B_6 的良好来源。同时，其他的 B 族维生素、镁、锌都有助于促进维生素 B_6 的吸收。

维生素 B_1
豌豆、土豆、猪肉、全麦、面食、蛋黄等都是维生素 B_1 的良好来源。同时，维生素 C 和其他 B 族维生素有助于促进维生素 B_1 的吸收。

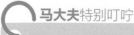 马大夫特别叮咛

少食多餐有助于缓解孕吐

早孕反应严重的孕妈妈总是没食欲，吃了还要吐出来，不吃还好受一些。虽然此时胎宝宝还很小，需要的营养并不多，但是如果进食过少对母胎健康不利，可以每次减少进食量，可以多吃几次，把一日三餐改为每天吃 5 ~ 6 餐。在孕吐反应较轻的时段，食量宜增加，食物要多样化，必要时睡前适量加餐，以满足孕妇和胎儿营养需要。

不想吃鱼、肉，可以用豆制品代替

有的孕妈妈食欲不好，尤其看见鱼、肉类的食物就想吐，此时虽然不用增加蛋白质的摄入，但也要维持孕前每日 55 克的量，尤其是优质蛋白质的量要占蛋白质总量的 1/3 ~ 1/2，以保证胎儿的正常发育。那么此时如何避免因不想吃鱼、肉而导致蛋白质缺乏呢？最好的办法是用大豆及其制品来补充。食欲恢复后，鱼、肉类也要适当摄入，以供应充足的脂肪。

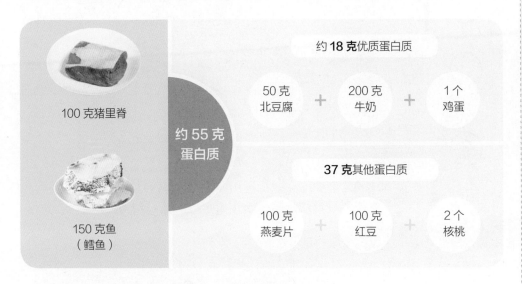

100 克猪里脊

150 克鱼
（鳕鱼）

约 55 克
蛋白质

约 **18 克**优质蛋白质

50 克
北豆腐 + 200 克
牛奶 + 1 个
鸡蛋

37 克其他蛋白质

100 克
燕麦片 + 100 克
红豆 + 2 个
核桃

碳水化合物食物不能缺，避免酮症酸中毒

孕吐严重甚至影响进食的时候，也要保证碳水化合物的摄入，以预防酮症酸中毒对胎儿神经系统的损害。每天至少保证 130 克碳水化合物的摄入，但要选择易消化的米、面等。各种糕点、薯类、根茎类蔬菜和水果中也富含碳水化合物，孕妈妈可以根据自己的口味进行选择。

约为 130 克碳水化合物的摄入方案

60 克大米	提供 44 克碳水化合物	50 克葡萄	提供 9 克碳水化合物
50 克土豆	提供 9 克碳水化合物	10 克葡萄干	提供 8 克碳水化合物
50 克花卷	提供 23 克碳水化合物	50 克苏打饼干	提供 38 克碳水化合物

避免食物过敏

有些过敏体质的孕妈妈可能对某些特定食物过敏。过敏体质的孕妈妈要注意3点：

① 一定不要再进食曾经引起过敏的食物。

② 食用从未吃过的食物，从少量开始吃，确认不过敏再吃。

③ 食用蛋白质含量高的食物，比如动物肝脏、蛋类、鱼类，一定要彻底熟透。

购买食物的时候，要看食物配料表中是否存在可能会引起过敏或不良反应的配料。比如，有人对花生过敏，那么买饼干、点心时一定要仔细看看，配料表中是否有花生或花生制品。过敏严重者还应注意该食品是否曾在加工过花生的产品线上生产过（包装上有标注）。有的食品标签上直接标注有"过敏原信息"这一项，有的会标注该生产线生产过相关产品，有对此过敏的人要尽量避开。

好烹调帮助营养吸收

对于早孕反应还没有消失的孕妈妈来说，变换食物的烹调方法，也是增加营养摄入的好办法。比如吃不下馒头和米饭，就用大豆、燕麦等谷豆打制豆浆或米糊，还能补充B族维生素；吃不下炒鸡蛋、煮鸡蛋，就可以吃肉末蒸蛋、紫菜蛋花汤；吃不到足够多种类的食材，也可以把蔬菜、肉末等混合成馅料，包成饺子或者馄饨。只要是孕妈妈喜欢的形式、能吃得下的形式，都可以尝试，原则还是能吃多少吃多少，不要勉强。

烹调食物时尽可能选择用油少的烹调方式，如蒸、煮、炖、焖、汆、拌、急火快炒等。

油炸食品如炸鸡腿、油条、油饼等不仅不易消化，还可能会加重孕妈妈的不适感。在外就餐时，也要注意少点油腻的菜品。

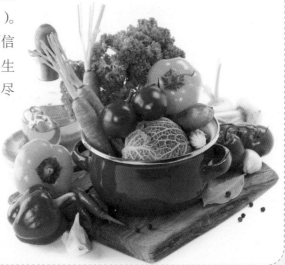

孕中期
（孕 13~28 周）

适当增强运动锻炼，
积蓄分娩孕力

孕中期是整个孕期锻炼的关键阶段，该
阶段的运动可以为分娩积蓄力量，预防及改
善孕晚期各种不适症。

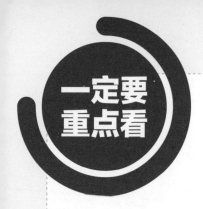

孕中期，
运动以"强"为主

生理特点

　　孕中期是妊娠第二阶段，医学鉴定为 13~ 28 周，而孕中期运动则建议从孕 16 周开始。这一时期孕妈妈的身体和心理精神状态逐渐稳定，激素分泌水平也趋于平稳，身心相对舒适，胎宝宝发育良好且进入快速生长期。这个时期是整个孕期锻炼的关键阶段，此时流产概率降低，胎宝宝不是很大，孕妈妈身体尚未笨重，早孕反应已经得到改善或消失，所以该阶段运动以"强"为主，适度增加运动量。

　　这个阶段的运动练习，可以提高孕妈妈精神状态，改善睡眠质量，强化肌肉和增加肌肉耐力，预防妊娠纹，帮助腺体分泌，促进血液循环，预防静脉曲张和水肿，减少孕期危险，促进胎儿大脑发育，控制孕妇和胎儿体重在正常范围内，还可以很好地预防及改善孕晚期各种不适症。

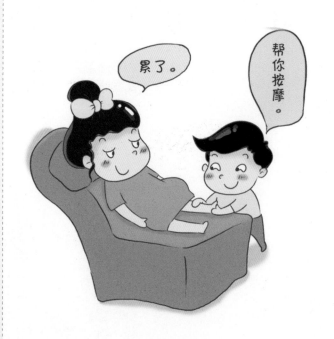

累了。

帮你按摩。

乳房增大、出现妊娠纹、皮肤色素沉着加重、早期不适逐渐缓解或消失、食欲增加、腰酸背痛、便秘痔疮、尿路易感染、下肢浮肿、静脉曲张等。

运动指南

1. 在身体许可的情况下加大运动量，增强体能，同时也要学会适当放松，劳逸结合。

2. 每周锻炼3 ~ 4次，强度循序渐进，除了正常的散步外，这时候可以根据自身的体能和习惯，进行有规律的练习，像慢跑、跳舞、游泳、韵律操、瑜伽、普拉提等都是很好的锻炼方式。瑜伽中的力量体式练习和普拉提的器械练习都可以很好地增强心肺功能。

3. 虽然此时的运动强度较大，但安全仍然是第一准则。热身、运动中监测心率、观察体温以及运动结束时的放松都是必不可少的，孕妈妈自己做运动时一定要掌握好度和量，不要勉强自己，有条件的话建议在专业老师指导下练习。

4. 即便在孕中期，也并非所有的孕妇都适合运动。如果孕妈妈有心脏病或泌尿系统疾病、妊娠高血压等明确的禁忌证，是不适于开展运动练习的。

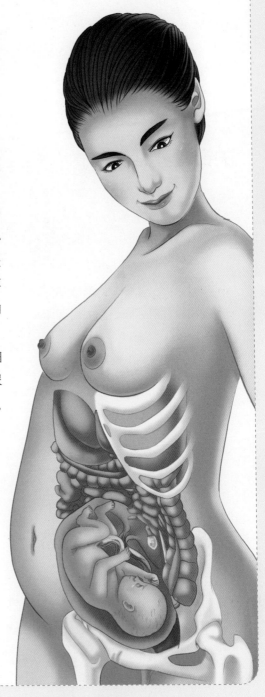

孕7月的时候，胎宝宝的四肢已经相当灵活，可在羊水里自如地"游泳"，胎位不能完全固定，还可能出现胎位不正。

膳食原则

1. 胎宝宝这时候生长发育很快，同时孕妈妈要储备热量为生产做准备，因此要保证脂肪的供应量，相应增加热量以满足需要。但要控制体重不宜增重过多，所以饮食上要吃得够用，但不要吃得过多。

2. 增加蛋白质的摄入量，尤其是优质蛋白质的比例要有所提高，以促进胎宝宝大脑和身体发育的需要。

3. 孕中期尤其容易出现缺铁、缺钙、缺碘、缺锌等症状，要侧重补充这些营养素。叶酸要继续补，一直持续至哺乳期结束。

关键营养素

维生素 A

充足的维生素 A 能促进胎儿的视力发育。

B 族维生素

可提高机体对蛋白质的利用率，促进胎儿生长发育。

不饱和脂肪酸

孕中期是胎儿大脑细胞增殖高峰期，补充不饱和脂肪酸能促进其大脑发育。

碘

胎儿的甲状腺开始发育，需要补充充足的碘。

钙

胎宝宝的生长对钙的需求越来越多，要避免缺钙。

锌

胎儿的智力营养素，孕中期极易缺乏，要注意补充。

铁

孕中期血容量增加，补充足量的铁能促进造血，避免孕妈妈贫血和免疫力下降。

可能需要的营养补充剂

孕中期孕妈妈	补充叶酸片每天 400 微克
吃鱼少的孕妈妈	补充 DHA 遵医嘱服用
缺铁的孕妈妈	补充铁剂遵医嘱服用
缺钙的孕妈妈	补充钙剂遵医嘱服用

三角式瑜伽：
帮助打开髋部，增强大腿前侧肌力

　　三角式瑜伽可以帮助打开髋部，增强大腿前侧肌肉力量，伸展大腿后侧和背部肌肉，对颈部也有益，适合大多数孕妈妈练习。

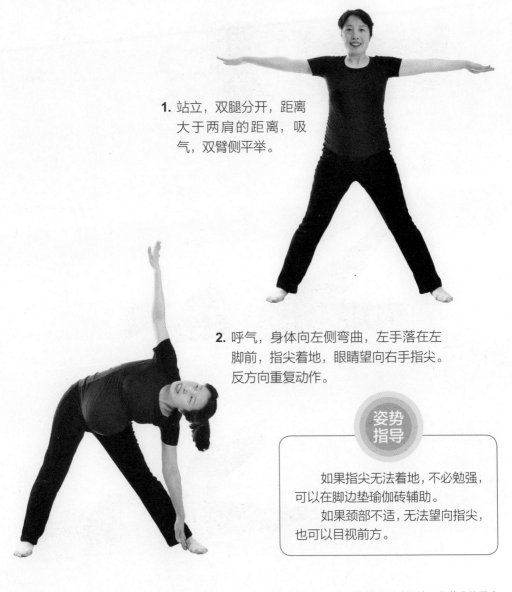

1. 站立，双腿分开，距离大于两肩的距离，吸气，双臂侧平举。

2. 呼气，身体向左侧弯曲，左手落在左脚前，指尖着地，眼睛望向右手指尖。反方向重复动作。

姿势指导

　　如果指尖无法着地，不必勉强，可以在脚边垫瑜伽砖辅助。
　　如果颈部不适，无法望向指尖，也可以目视前方。

仰卧侧抬腿式：锻炼腹部肌力

　　腰腹部是胎宝宝的活动空间，锻炼腹部肌力，增加子宫的支撑力，可以给胎宝宝提供更大的空间，为胎宝宝创造更好的"生活"环境。该运动还可以锻炼大腿肌肉的力量，促进自然分娩；锻炼胸部和手臂，增加肺活量。

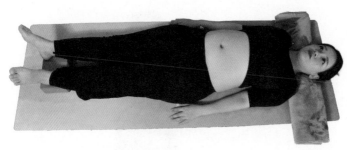

1. 仰卧，双腿伸直，双臂放在身体两侧，头颈下垫一个薄毯，双脚用一块瑜伽砖垫高。

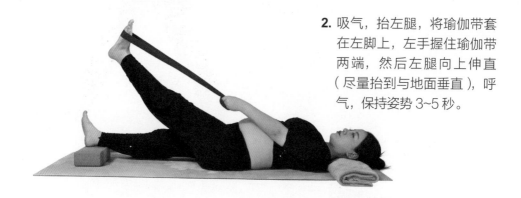

2. 吸气，抬左腿，将瑜伽带套在左脚上，左手握住瑜伽带两端，然后左腿向上伸直（尽量抬到与地面垂直），呼气，保持姿势 3~5 秒。

3. 吸气，左手控制瑜伽带，慢慢屈膝，小腿与地面保持平行。

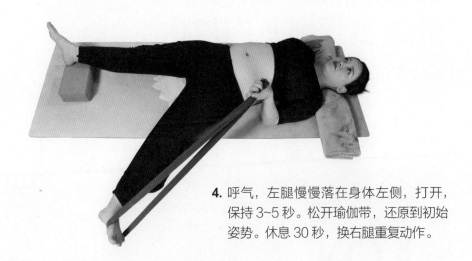

4. 呼气，左腿慢慢落在身体左侧，打开，保持 3~5 秒。松开瑜伽带，还原到初始姿势。休息 30 秒，换右腿重复动作。

姿势指导

做此套动作时，可以在侧抬腿的旁边放个瑜伽抱枕。

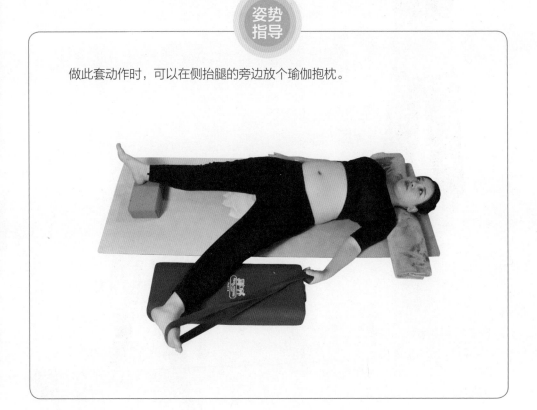

站立半前屈运动：
帮助腰背部肌肉放松

因为肚子负重的原因，脊椎容易长期处于紧张状态，站立半前屈运动有助于放松身体，帮助腰背部肌肉放松，缓解下背部疼痛，还有助于增强消化功能。

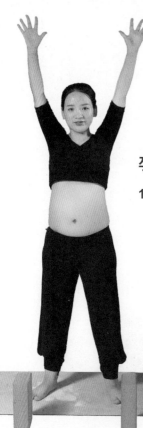

孕14～20周

1. 站姿，双脚分开与肩同宽，双脚保持平行，距脚尖前半步位置分别竖放一块瑜伽砖。吸气，手臂伸展向上，保持手臂向上伸展，肩胛下沉。

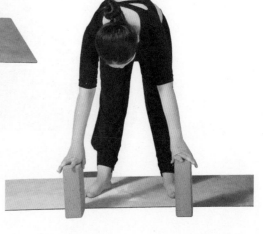

2. 呼气，身体前屈，双手置于瑜伽砖上，伸展胸椎和腰椎，大腿肌群向上提，坐骨向后打开，脊椎伸展，保持20秒。

孕 20 ~ 28 周

1. 双手置于椅子上，头与脊椎在
   一条直线上，伸展胸椎和腰椎，
   大腿肌群向上提，坐骨向后打
   开，脊椎伸展，保持 20 秒。

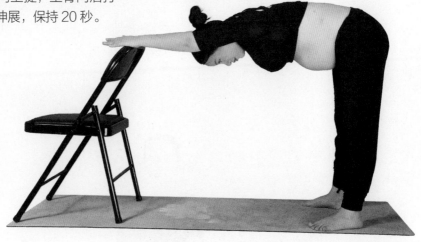

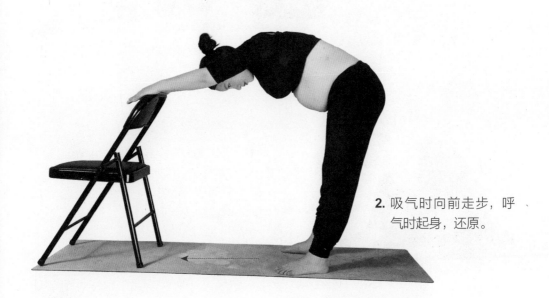

2. 吸气时向前走步，呼
   气时起身，还原。

伸展运动：增强腹部肌力，减轻下背部负担

腹壁肌肉是子宫的重要支撑力量，同时，其收缩力是第二产程时娩出胎儿的重要辅助力量，怀孕期间孕妈妈适度锻炼腹肌，分娩时就会感觉轻松很多。而且，腹部肌肉更有力量，便于产后身材恢复。

侧伸展

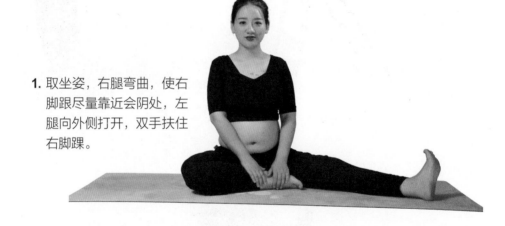

1. 取坐姿，右腿弯曲，使右脚跟尽量靠近会阴处，左腿向外侧打开，双手扶住右脚踝。

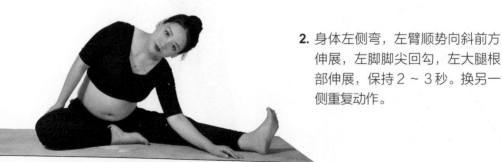

2. 身体左侧弯，左臂顺势向斜前方伸展，左脚脚尖回勾，左大腿根部伸展，保持2~3秒。换另一侧重复动作。

俯身伸展

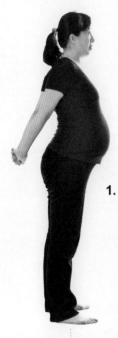

1. 站姿，双脚分开与肩同宽，略呈外八字张开，双手在背后交叉紧握，背部挺直。

2. 左脚向前迈一步，避免腹部受压。

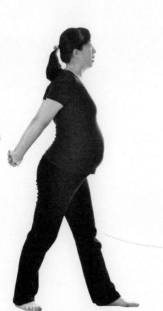

4. 双手紧握在背后交叉，向上抬起，抬至自己能接受的最大高度，头颈自然下垂，保持姿势 3~5 秒。慢慢还原到步骤 1 姿势，打开双臂放松10 秒，然后换右腿重复动作。

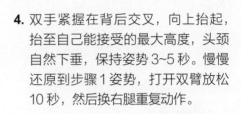

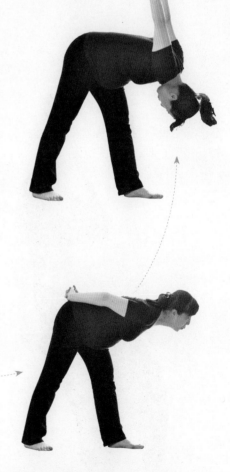

3. 上半身慢慢向下弯曲，尽量与地面平行，如果做不到也不要勉强。

幻椅式：
促进身体灵活性

幻椅式，就是想象自己坐在椅子上，这个姿势会让孕妈妈背部变得强壮，使身体更灵活。

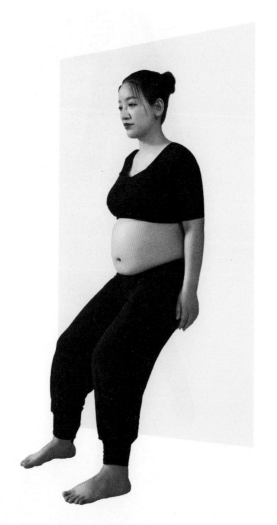

姿势指导

觉得不吃力的孕妈妈可以试着让臀部离开墙面。

1. 站立，后背靠墙，双腿分开与髋同宽，屈膝慢慢下蹲，感觉大腿稍微吃力，停留，大腿用力收紧，膝盖不超过脚尖。

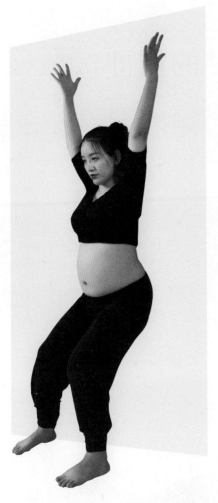

3. 呼气，上身向前，上身与手臂同时向前斜，保持脊椎延展，停留3个呼吸。

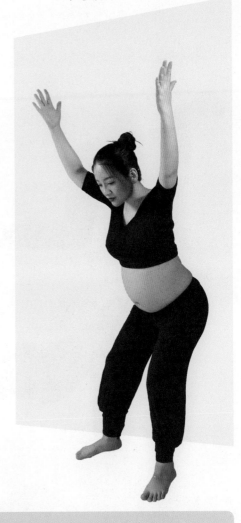

2. 吸气，双手从体侧向上伸展，手臂靠近耳朵两侧，保持肩胛下沉。

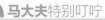 **马大夫**特别叮咛

建议孕妈妈选择硬一些的床垫

太软的床垫会加重孕妈妈腰背部的压力，而稍硬的床垫则有助于缓解腰背部的压力和酸痛感。

孕妈妈平时坐着时，应保持背部和肩膀的平直。臀部要坐在整个椅子上，并尽量靠着椅背，还要注意避免保持同一个坐姿30分钟以上。

斜板式：
有助孕妈妈保持饱满的精神状态

斜板式重点锻炼的部位是手臂和腰腹，能让孕妈妈身体舒展，从而精力充沛。

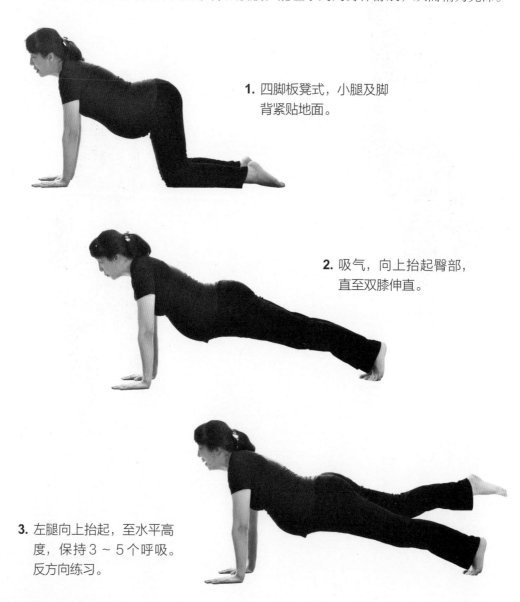

1. 四脚板凳式，小腿及脚背紧贴地面。

2. 吸气，向上抬起臀部，直至双膝伸直。

3. 左腿向上抬起，至水平高度，保持3～5个呼吸。反方向练习。

背部放松运动：
传递宝宝正能量

　　孕妈妈在运动过程中能增强信心，改善心情，而这种情绪会传递给胎宝宝，有积极的正面作用。背部放松运动动作难度不大，对放松背部和肩颈效果都不错。

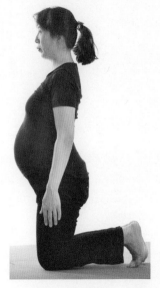

1. 跪姿，背部挺直，脚趾支撑地面，双臂自然垂放在身体两侧。

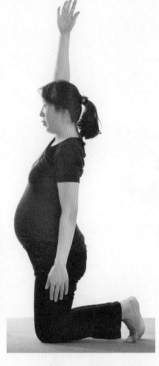

2. 抬右臂，尽量向上伸展，掌心向内右大臂贴近耳朵。

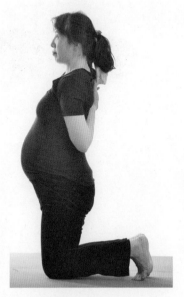

3. 左臂向背后弯曲，右臂从前向后弯曲，双手指尖相触，尽量相扣，保持3～5秒。换方向重复动作。

手臂上抬伸展：
强健肩部肌肉，舒展脊椎

妊娠时因为孕激素的影响，关节韧带松弛，子宫增大，压迫盆腔组织与神经，同时由于腹部增大，身体的重心向后移。孕妈妈为了适应身体的平衡，腰向前突，久而久之容易出现颈椎、肩胛处疼痛或僵硬等不适。这组动作有助于拉伸颈部，舒展脊椎，还可以促进手臂血液循环，改善手臂水肿，纤细手臂。

第1组

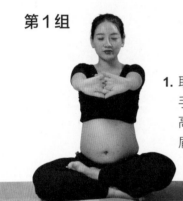

1. 取坐姿，双手在体前十指交叉，手掌外翻，手臂向前伸展与肩同高。注意感受胸腔扩展、上提，肩胛骨向下沉。

姿势指导

　　手臂向前伸展时肩部下沉，体会肩膀远离耳朵。手臂向头顶伸展时，手臂向耳后靠拢，尽量保持手臂伸直。

2. 吸气，手臂向头顶伸展，掌心朝向屋顶，拉伸躯干，保持3个呼吸，然后呼气，放松还原。

第2组

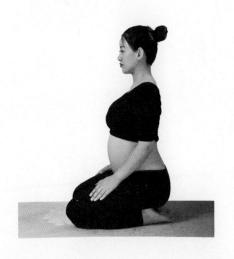

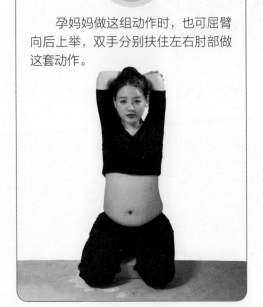

　　孕妈妈做这组动作时，也可屈臂
向后上举，双手分别扶住左右肘部做
这套动作。

1. 孕妈妈取跪坐姿，挺直上身，两腿略
分开，双腿中间夹一个瑜伽枕（或枕
头），让孕妈妈感觉更舒适，并可减轻
小腿的压力。

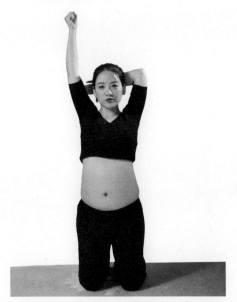

2. 直立起身，向上伸直右臂，左臂从头
后伸过去，用左手握住右臂，同时头
用力后仰来增加手臂压力。

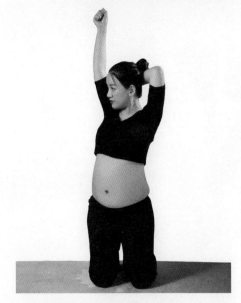

3. 上半身和头部向右转，保持2～3秒，
回到原状，再向左转，回到原状。休
息3～5秒后，重复上述动作5～8次。

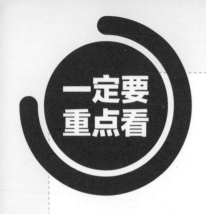

一定要重点看

监测体重，
合理控制体重

孕妈妈增重多并不表示营养好

　　体重是营养的直观体现，怀孕后，孕妈妈为适应胎宝宝的生长发育而增长体重是必然的，但并不是越胖越好，体重增加过多的孕妈妈可能会增加难产和剖宫产的概率，还可能生出巨大儿，而体重过大的宝宝长大后更容易患糖尿病、高血压等慢性疾病。孕前体重适宜的孕妈妈，体重增长幅度控制在 12 千克左右，宝宝出生时体重在 2.7~3.6 千克是比较理想的。

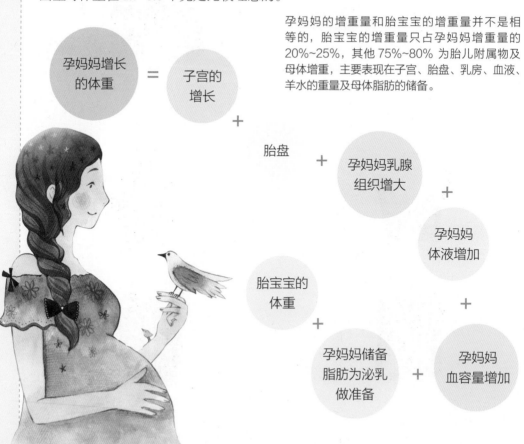

孕妈妈的增重量和胎宝宝的增重量并不是相等的，胎宝宝的增重量只占孕妈妈增重量的20%~25%，其他 75%~80% 为胎儿附属物及母体增重，主要表现在子宫、胎盘、乳房、血液、羊水的重量及母体脂肪的储备。

孕妈妈增长的体重　=　子宫的增长

\+

胎盘　+　孕妈妈乳腺组织增大　+　孕妈妈体液增加

胎宝宝的体重　+　孕妈妈储备脂肪为泌乳做准备　+　孕妈妈血容量增加

增重过快、孕妈妈太胖，可能导致巨大儿

体重正常的胎儿可顺利通过骨盆，自然分娩。但巨大儿（出生时体重≥4千克）通过骨盆有难度，产妇分娩时更加辛苦，通常需要依靠外力，导致产程延长、难产率增加，分娩时还容易发生新生儿宫内窘迫等并发症。

巨大儿发生低血糖、红细胞增多症、高胆红素血症、先天性心脏病、无脑儿等的比例比出生时体重正常的孩子高。巨大儿出生后，要加强护理，注意观察是否发生巨大儿并发症，监测血糖、黄疸和其他相关生化检查等。

巨大儿长大后，往往在儿童期就容易长成"小胖墩"，儿童糖尿病的发生率也较高。巨大儿成年后更是肥胖、血脂异常、心脏病、糖尿病的高发人群。因此，一定不要以为巨大儿只是单纯的重而已，其实事关孩子一生的健康。孕妈妈一定要合理、均衡、科学地进行孕期营养和体重管理，避免出现巨大儿。

增重过缓可能导致胎儿发育迟缓

孕期体重长多了不行，长少了也不行。因为孕妈妈既要满足自身的营养需要，还要供给胎儿发育所需的营养。如果体重迟迟不长，或者长得太慢，就要警惕自己营养不良导致胎儿贫血，这会对胎儿出生之后的发育带来不良影响。

孕妈妈增重太少也可能导致胎儿长得太小，体重不达标。出生时的低体重会造成孩子以后抵抗力低，为出生后的健康状况埋下隐患。

根据孕前体重指数判断增重多少

孕妈妈要科学饮食，监测体重，通过合理运动来控制体重，这才是最健康的。一般使用体重指数（BMI）来评估孕前妈妈的营养状况比较准确，根据孕前BMI值来确定孕期体重增长范围。

体重指数（BMI）＝体重（千克）÷身高的平方（米^2）

怀孕前 BMI 指数	体型	孕期体重增加值	体重管理要求
＜18.5	偏瘦	12～16 千克	适当增加营养，防止营养不良
18.5～23.9	标准	12 千克	正常饮食，适度运动
≥24	超重或肥胖	7～10 千克	通过饮食和运动严格控制体重

从孕中期开始定期监测体重

管理体重最简便的方法就是称重并记录，既简单易操又能起到及时监测的效果。一般孕妈妈孕早期胃口不好，体重增加不多。从孕中期开始告别了孕吐反应，食欲大增，体重增长迅速。因此，应该从孕中期开始定期监测体重，最好每天测一次。

01

体重秤的选择

最好购买专业的智能秤，现在很多智能秤能与手机连接，方便读取结果，甚至还能提供健康报告等服务。

02

测量时间

最好在清晨排便后空腹测量。每次都在同一时间、同一身体状态下测量，更能真实了解体重变化。

03

穿着

最好每次测量时只穿贴身衣物，每次穿同样重量的衣服进行测量，可减少测量误差。

马大夫特别叮咛

孕中期六步法走路，消耗热量控制体重

孕中期，胎宝宝更稳定了，此时孕妈妈如果状态良好，可以适当增加运动量。比如步行六步法可以增加热量的消耗，更好地帮助控制体重。

第一步：轻松地走。

第二步：步幅加大。

第三步：摆臂。

第四步：呼吸配合，两步一呼，两步一吸，深缓呼吸。

第五步：在步行中配合上肢运动，比如扩胸、肩绕环、肩侧平举等。

第六步：上肢负重运动，可以买两只 1.5 磅（1 磅 =0.4535942 千克）的哑铃或腕绑沙袋，从摆臂开始，逐渐配合扩胸和肩绕环等动作。

孕早、中、晚期要分阶段增重

孕早期宝宝增长缓慢，总增重不超过 2000 克为宜

胎宝宝	孕1~3月，胎宝宝各器官发育尚未成熟，所需的营养并不多。
孕妈妈	体形并没有明显的变化，乳房会略有发胀，此时体重增长较慢，甚至孕吐严重的孕妈妈体重不增反降，即使胃口好的孕妈妈在孕早期增加 2000 克以内即可。
饮食	此时不用过分在意体重，没有孕吐的维持孕前的食量就行，孕吐严重的尽量少食多餐，吃一些清淡易消化的食物。

孕中期胃口好，每周增重 350~400 克

胎宝宝	胎宝宝迅速发育，身长和体重都增长迅猛。
孕妈妈	13~28 周是体重增长加速期，腹部明显凸起，腰部也明显增粗，此时的体重增加最好每周稳定在 350~400 克，这是控制体重的关键期。
饮食	每天增加 300 千卡热量，饮食要均衡，各种营养素都要齐全。

孕晚期体重上升快，每周增重不超过 400 克

胎宝宝	32~35 周胎宝宝长得最快，十月怀胎长到身长 48~52 厘米，体重 3000~3500 克。
孕妈妈	体重上升非常快，即使吃得不多也会长得很快，体重增长要控制在每周不超过 400 克。如果早期、中期体重控制合理，孕晚期维持每周增重 350~400 克。
饮食	每天增加 450 千卡热量，少食多餐，均衡搭配。

有氧操：帮助消耗热量，控制体重

孕妈妈多做做轻松的有氧操，能帮助消耗热量，还有助于缓解紧张的情绪。如果在感觉舒适的情况下做到微微出汗，更有利于自身健康和胎宝宝发育。

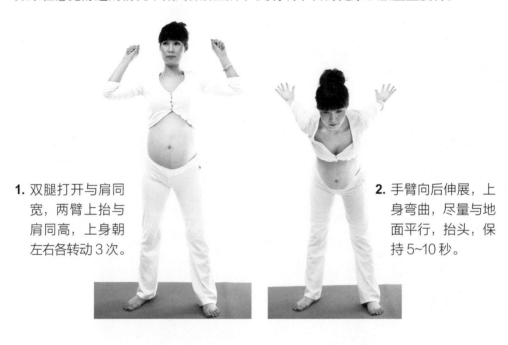

1. 双腿打开与肩同宽，两臂上抬与肩同高，上身朝左右各转动3次。

2. 手臂向后伸展，上身弯曲，尽量与地面平行，抬头，保持5~10秒。

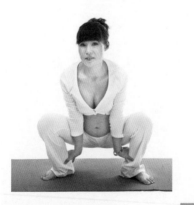

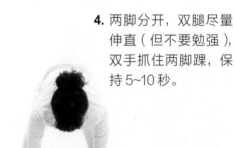

4. 两脚分开，双腿尽量伸直（但不要勉强），双手抓住两脚踝，保持5~10秒。

3. 两脚用力分开，蹲下，双手抓住跟腱处，保持3~5秒。

树式瑜伽：
增强孕妈妈平衡感，帮助消耗热量

　　树式瑜伽可以增强孕妈妈的平衡感，使孕妈妈更适应孕期生活。同时在保持运动的过程中使用核心力量，帮助身体消耗热量，还有助于拉伸四肢肌肉，促进血液循环，增强脚腕的力量。

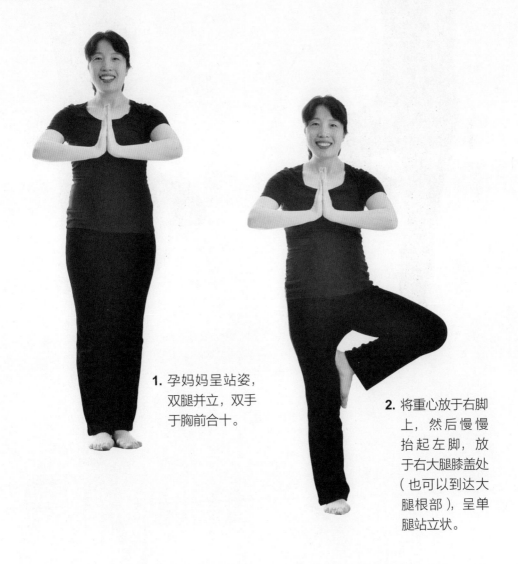

1. 孕妈妈呈站姿，双腿并立，双手于胸前合十。

2. 将重心放于右脚上，然后慢慢抬起左脚，放于右大腿膝盖处（也可以到达大腿根部），呈单腿站立状。

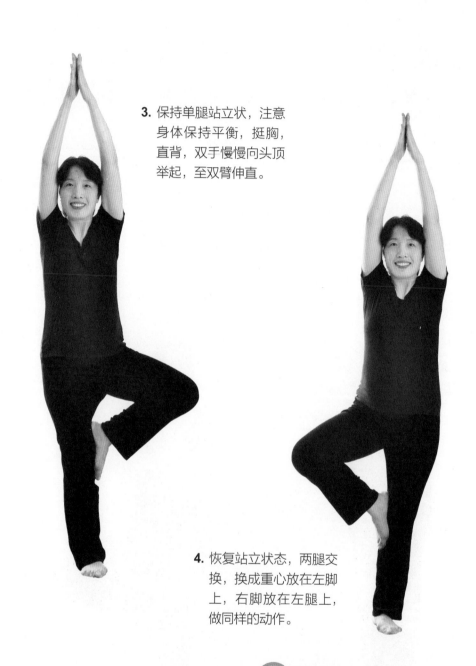

3. 保持单腿站立状，注意身体保持平衡，挺胸，直背，双手慢慢向头顶举起，至双臂伸直。

4. 恢复站立状态，两腿交换，换成重心放在左脚上，右脚放在左腿上，做同样的动作。

马大夫特别叮咛

孕妈妈如果本身平衡能力不是很好，而且之前也很少锻炼，一开始最好借助椅子或墙壁来练习，以保证安全。

跪姿平衡：可以提升平衡感，增强腿部和背部力量

随着子宫增大，孕妈妈的负担更重，经常做跪姿平衡运动，可以提升平衡感，还能增强腿部和背部的力量，舒缓腰背部的不适感。

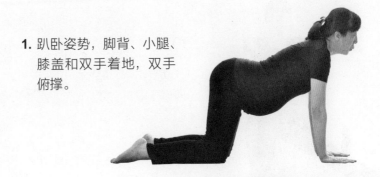

1. 趴卧姿势，脚背、小腿、膝盖和双手着地，双手俯撑。

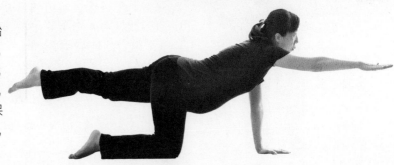

2. 吸气，左腿向上抬起，与躯干同高，脚后跟向后蹬出，右侧手臂向前伸展，抬头望向前方。保持3~5个呼吸后，腿部和手臂还原。

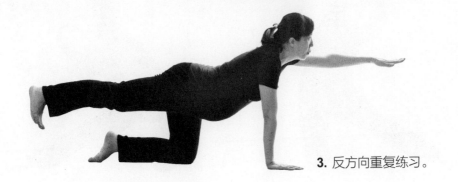

3. 反方向重复练习。

门闩式：
柔软身体，让胎宝宝感觉更舒服

门闩式运动可以拉伸孕妈妈的背部，有助于增强腰腹部血液循环。经常练习能让身体更柔软，也会让胎宝宝感觉更舒服。

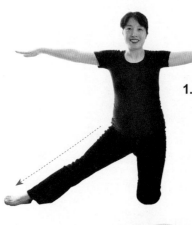

1. 跪姿，挺直腰背，右腿向右侧伸直，吸气，双手侧平举。

2. 呼气，上身缓慢向右侧弯曲到最大限度，右手落在右腿上，左臂向头顶上方拉伸。

也可以改成双手在头上方合十，身体向右侧弯曲。对侧亦可。

3. 吸气，慢慢抬起上身，收回右腿，还原到初始姿势，再做对侧练习。

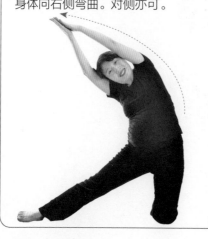

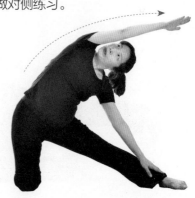

桥式：
有助于促进胎宝宝生长

　　桥式运动可以增加腰、臀、腿部的力量，还有助于放松紧张的肩颈。孕妈妈的身体舒展了，对胎宝宝的生长有促进作用。

1. 平躺于地面上，屈膝，双脚分开与肩同宽，手臂平放在身体两侧，掌心朝下。

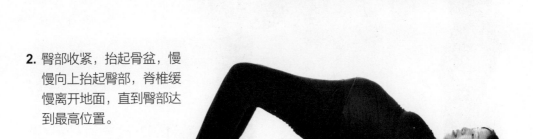

2. 臀部收紧，抬起骨盆，慢慢向上抬起臀部，脊椎缓慢离开地面，直到臀部达到最高位置。

3. 左腿抬起，左脚放于右膝上，保持3~5个呼吸后，恢复初始姿势。反方向重复练习。

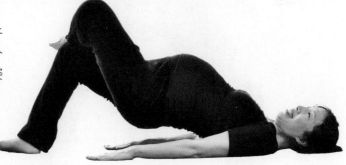

下犬式：缓解身体疲劳

瑜伽动作中的下犬式，能够扩展胸腔，还能增强腰背的肌肉力量，缓解身体的疲劳感，尤其适合久站久坐的孕妈妈。

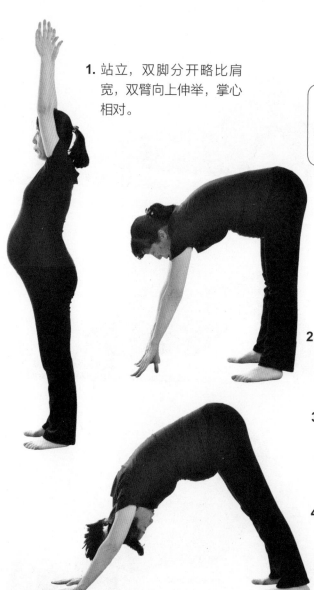

1. 站立，双脚分开略比肩宽，双臂向上伸举，掌心相对。

姿势指导

如果做起来很困难，也可以弯曲膝盖来完成动作。

2. 上身前屈，双手碰触地面，腿部保持挺直。

3. 双手掌慢慢撑地，双腿向后移动一步距离，头部自然下垂，调整姿势并保持身体稳定，同时配合 3~5 次呼吸。

4. 还原身体：先向前走步，调整到自己感到合适的距离，依次抬起背部、肩部和头部，还原站姿，双手自然垂放在身体两侧，呼气放松。

瑜伽磨豆功：
锻炼腹肌，促进分娩

瑜伽磨豆功能强化髋部和腿部肌肉，锻炼腹肌，促进分娩。

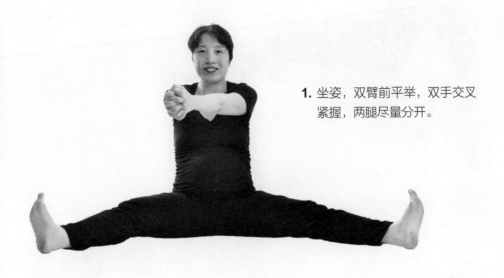

1. 坐姿，双臂前平举，双手交叉紧握，两腿尽量分开。

2. 保持背部挺直，双臂与地面平行，以髋关节为轴，顺时针方向推动身体到达极致，想象自己正在磨豆子，磨3~5圈后，身体回到正中，松开两手，放松调息，反方向重复练习。

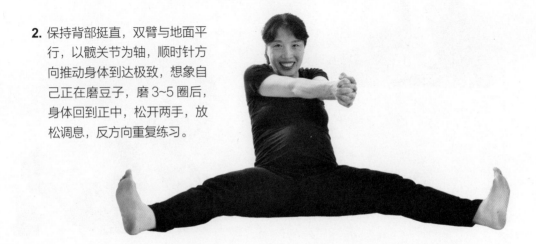

平躺促膝运动：预防胎位不正

平躺促膝运动能锻炼腹肌，有利于顺产，还可以预防因腹肌松弛而造成的胎位不正。

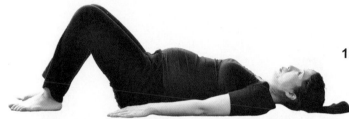

1. 平躺在地面上，膝盖保持弯曲状态。

2. 抬起双脚，双手伸直抱住双膝，膝盖张开。

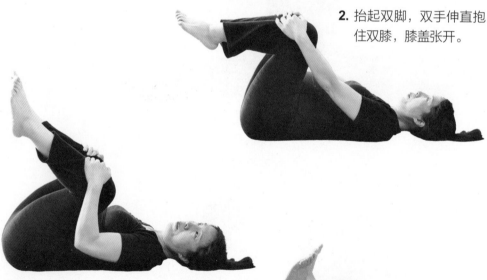

3. 逐渐用力按压。

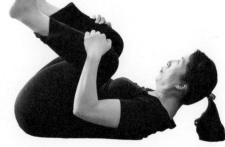

4. 保持，抬头，坚持 3~5 秒。

橡皮带操：
增强身体的抗病能力

　　孕妈妈在孕中期整体感觉比较舒适，腹部隆起明显。多动一动，多呼吸新鲜空气，有助于排出体内的废物，增强身体的抗病能力。

1. 将橡皮带放在瑜伽垫或毯子上，盘腿坐在橡皮带上。双手握住橡皮带的两端，自然放在身体两侧。

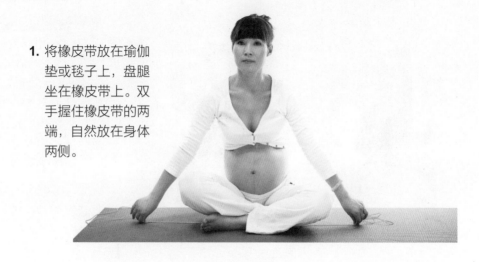

2. 吸气，手臂向身体两侧平举，呼气时还原，反复练习10次。

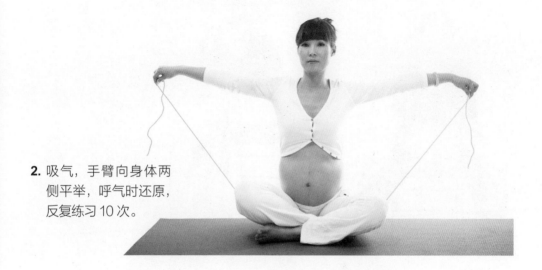

职场妈妈的午间休息运动

　　孕期仍然坚持上班的职场孕妈妈，更需要学会一些简单易做的运动来缓解工作中的疲劳，孕妈妈身体舒适才能给胎宝宝提供舒服的子宫环境。下面的几组动作，完全可以在工位上完成，工作 1 ~ 2 小时就可以活动一下身体。

梳梳头

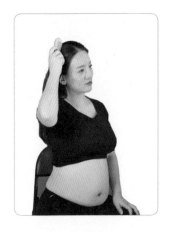 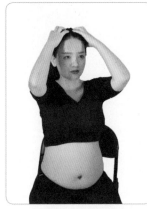

1. 首先慢慢把头发全部梳理开，梳通，然后以百会穴（双耳尖在头顶的连线处）为中心，用梳子呈放射状摩梳头皮，以充分刺激头部的血液循环。

2. 梳头时也可不用工具，直接用双手或单手轻轻抓梳头皮。

压压肩

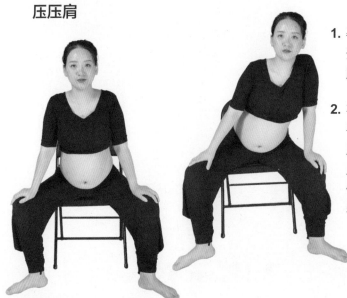

1. 孕妈妈坐椅子上，双腿张开比骨盆略宽，双手放在膝盖上。

2. 右肩用力向前向下压，双手保持不动，使手臂也随肩伸压，保持 2 ~ 3 秒后恢复原状；然后换左肩做同样的动作，两肩各做 5 ~ 10 次。

旋肩式

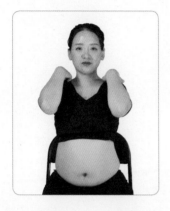 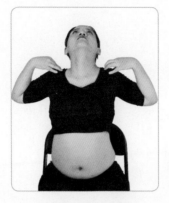 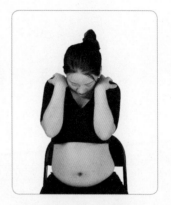

1. 坐在椅子上，双手指尖轻轻搭放在肩部上方。

2. 吸气，挺胸，感觉背部用力，用双臂肘尖带动整个臂部向上运动，手背贴近双耳。

3. 呼气，臂部继续向前运动，大臂贴近身体，再向下、向后，如此循环绕双肩 3 圈。调整呼吸，反方向练习 3 圈。

活动肩臂

1. 右臂伸直，平放在胸前，左前臂放于右臂肘关节处，使两臂呈交叉状。

2. 保持这个姿势，然后两臂同时向左用力，保持 2 ~ 3 秒。换方向重复动作。

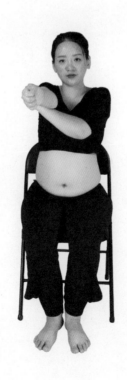 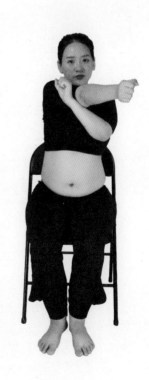

饮食配合，运动更有效

体重增长太多的孕妈妈要减脂

对于某些孕妈妈来说，怀孕以后长胖简直太顺理成章了，于是控制体重成了这些孕妈妈每天的必修课。因此，对于体重增长太快的孕妈妈要从 5 个方面进行减脂。

1 限制总热量
一般每日每千克体重需要热量为 30 ~ 35 千卡（1 千卡 ≈ 4.186 千焦），也可以让营养师根据个人情况制订适合自己的食谱。

2 吃到刚刚好
容易长胖的孕妈妈一般食欲非常好，建议孕妈妈在胃口大开的时候提醒自己不要吃撑。

3 吃肉不贪多
胎儿发育需要脂肪、优质蛋白质，所以胖妈妈不能不吃肉，但要在量和烹调方法上下功夫。比如只吃瘦肉、去外皮和脂肪层的肉；多选择去皮禽肉、鱼、虾；少吃肉，多吃豆制品。

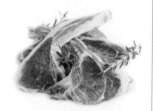

4 增加膳食纤维
在总热量不变的情况下多摄取高膳食纤维食物，如用糙米饭或五谷米饭代替白米饭，增加蔬菜的摄入量。

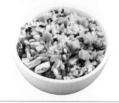

5 避免大量甜食
甜食含有大量蔗糖、葡萄糖，比如巧克力、冰激凌、月饼、甜饮料等，大量食用极易引起肥胖，要限制摄入量。

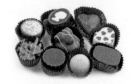

体重增长不理想的孕妈妈要合理增重

对于大部分孕妈妈来说，孕期增重是分分钟的事儿，但也有一部分孕妈妈体重长得过慢，这容易导致胎儿缺乏营养，影响发育，这一部分孕妈妈要从下面3个方面积极调理饮食。

1 **增加热量，少食多餐**
对于食欲欠佳、体重增长不理想的孕妈妈，要适当增加全天热量摄入。可以通过少食多餐的形式来增加摄入量。谷薯类食物每天摄取 250 ~ 400 克，粗细粮搭配，品种多样。

2 **重点补锌**
当体内缺锌的时候，食欲比较差。锌对于胎儿发育很重要，是胎儿大脑发育必不可少的物质。孕妈妈首先可以通过食物来补充锌，比如牡蛎、瘦肉、花生等。孕妈妈也可以在医生指导下适当补充锌剂。

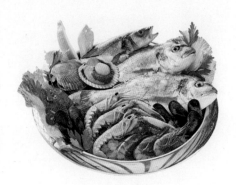

3 **调整饮食结构**
没有一种食物能满足孕期所需的全部营养，饮食均衡才能获得全面的营养，所以有挑食、偏食习惯的孕妈妈要及时纠正。同时注意增加优质蛋白质的摄入，选择鱼、瘦肉、蛋、奶类。蔬菜和水果要充足，以保证摄入足够的维生素和矿物质。摄入足够的脂肪，选择以不饱和脂肪酸为主的植物油，同时多吃坚果，以保证胎儿的大脑发育需求。

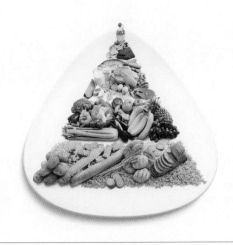

素食妈妈要重点补充易缺营养

素食孕妈妈因为不吃畜肉、禽肉、鱼类等，容易造成蛋白质、维生素 B_{12}、铁、锌等营养素缺乏。因为这些营养素主要来自于动物性食物，或者说动物性食物含的这些营养素更利于人体吸收。素食孕妈妈要适量选择不同种类的食物来补充这些营养素，必要时遵医嘱服用膳食补充剂。

1 补维生素 B_{12}

维生素 B_{12} 是造血和神经系统发育必不可少的营养素，几乎只存在于动物性食物中。不过，发酵豆制品，比如纳豆、味噌等也可提供维生素 B_{12}。

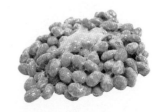

2 补铁

素食孕妈妈首先要多吃黑芝麻、紫菜、木耳、菠菜、豆腐干等食物补铁。同时一定要增加维生素 C 的摄入，也可遵医嘱补充铁剂、维生素 C 制剂（提高铁的吸收率）。

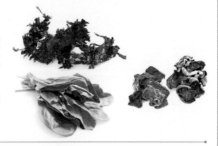

3 补锌

植物性食物中锌的含量普遍较低，所以素食孕妈妈容易缺锌。一旦缺锌会影响免疫功能和食欲，要多吃富含锌的花生、核桃、松子、腰果等坚果，必要时遵医嘱补充锌剂。

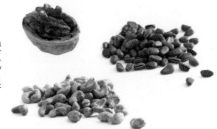

4 补充优质蛋白质

大豆及豆制品所提供的优质蛋白质可以媲美动物性蛋白质，应成为素食孕妈妈获取蛋白质的主要途径。

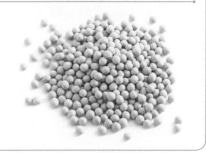

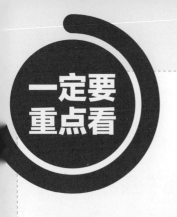

胎儿大脑发育加速期，孕妈妈要增加 DHA 和卵磷脂的摄入

孕中期胎儿生长发育增快，特别是大脑的发育，脑细胞迅速增殖，孕妈妈要为胎宝宝大脑发育供给充足的 DHA 和卵磷脂。DHA 和卵磷脂都是大脑和神经系统的重要组成成分，能促进大脑和神经系统的正常发育。DHA 主要存在于深海鱼和藻类中，卵磷脂主要来自于各类坚果、鸡蛋黄和大豆中。

钙的需求增加，注意钙与磷的摄入比例

孕中期开始加速钙的吸收和贮存。为了满足胎儿生长发育的需要，母体会将摄入的钙优先供给胎儿，以满足胎儿的需求。如果钙摄入不足，母体自身钙吸收降低，会诱发小腿抽筋，严重时甚至会出现骨质疏松、骨质软化。因此孕中期要增加富含钙的食物，最好每天喝一杯牛奶，同时增加大豆及豆制品、虾皮、海带、紫菜等的摄入。

钙和磷是构成胎儿骨骼和牙齿的重要物质。在孕中期，一定要注意补充充足的钙和维生素D，钙和磷比例达到2∶1时最适合人体吸收。如果孕妈妈钙

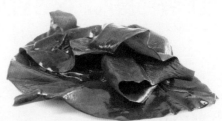

 马大夫特别叮咛

补要"恰到好处"

经历了孕早期的呕吐、食欲不佳，进入孕中期，妊娠反应减轻，孕妈妈的食欲逐渐好转，正是纠正、调整和补充营养的最佳时期。孕妈妈应该结合孕中期所需的热量标准、自身的具体情况和胎儿的发育状况，补充各种所需的营养素，缺什么补什么，缺多少补多少，避免营养缺乏，也要防止营养过剩，切忌盲目乱补。

和磷摄取比例不当，胎儿出生后就有可能患佝偻病和软骨病。富含钙、磷的食物有奶及奶制品、海带、黄豆、木耳、花生、动物肝脏以及鱼虾类。绿色蔬菜也可以补充一定量的钙和磷。

保证 B 族维生素摄入量，促进热量代谢和蛋白质合成

孕中期每日的热量有所增加，此时一定不要缺乏 B 族维生素，否则会导致代谢异常。同时，B 族维生素也是胎儿生长发育不可少的。粗粮杂豆中 B 族维生素的含量很丰富，应增加摄入。

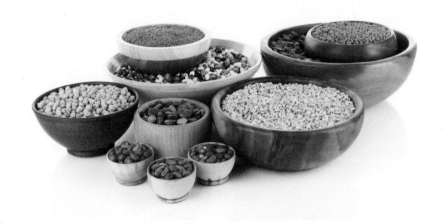

增加锌的摄入，促进胎儿生长发育

锌参与体内热量代谢，与蛋白质的合成密切相关。胎儿得不到足够的锌会影响大脑发育，导致出生时低体重和免疫力下降。应多吃牡蛎、肉类、动物肝脏、蛋类等高锌食物，核桃、瓜子等零食也有利于补锌。

孕妈妈血容量增加，补铁要充足

孕中期孕妈妈的血容量大大增加，容易贫血。孕妈妈对铁的需求较大，要增加至每天 24 毫克。补铁效果好的是红肉类、动物血、动物肝脏，但也不需要为了补铁每天吃一大块肉，每餐只需要比之前增加一点肉或肝，同时多吃一些富含维生素 C 的食物，如橙子、草莓、猕猴桃、西蓝花、番茄等，以促进铁的吸收。

孕期对矿物质需求量增加，孕妈妈可以喝些蔬果汁来补充。不妨准备一台榨汁机，用天然的、新鲜的、营养的蔬果，如菠菜、芹菜、胡萝卜、草莓等，榨蔬果汁饮用，来补充水分和矿物质。但要注意，有的蔬菜特别是绿叶菜要焯一下再榨汁，以免影响铁吸收。

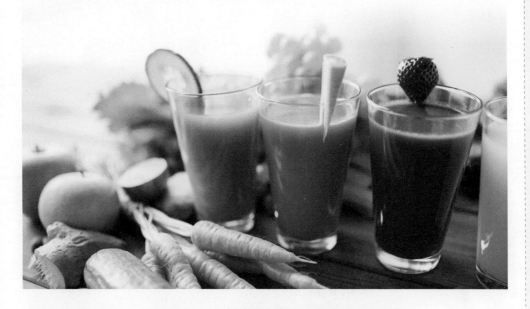

增加维生素 A 的摄入，促进胎儿视力发育

维生素 A 与胎宝宝的视力发育、皮肤发育、抵抗力等关系密切。孕中期每天摄入量为 770 微克。动物肝脏、动物血、肉类等可直接提供维生素 A，红色、橙色、深绿色食物，如西蓝花、胡萝卜、菠菜、南瓜、芒果等所含的胡萝卜素能在体内转化成维生素 A。

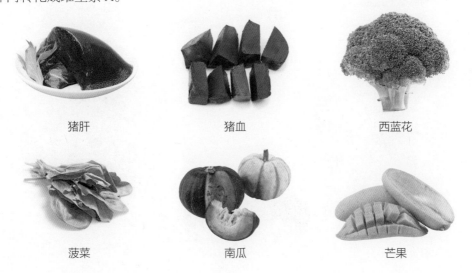

猪肝   猪血   西蓝花

菠菜   南瓜   芒果

每天一杯酸奶，补钙又整肠

酸奶最大的特点是含有乳酸菌，能够维护肠道菌群的生态平衡，抑制有害菌的增殖，还可有效缓解慢性便秘。酸奶可以促进肠道健康，对于上班久坐的孕妈妈来说更加有益，可以防止因为缺少运动而导致的消化不良。酸奶中的钙含量也很高。体重增长较快的孕妈妈建议选择低脂酸奶或无糖酸奶。

吃富含硒的食物，维护孕妈妈心脏健康

硒能维持心脏的正常功能，还可以降血压，消除水肿，预防妊娠高血压等。含硒丰富的食物有：动物肝脏、海产品（海参、鲜贝、海带、鱿鱼、龙虾、海蜇皮、牡蛎、紫菜等）、猪肉、羊肉、蔬菜（南瓜、大蒜、白菜、菠菜、芦笋、西蓝花等）、菌类、奶及奶制品等。

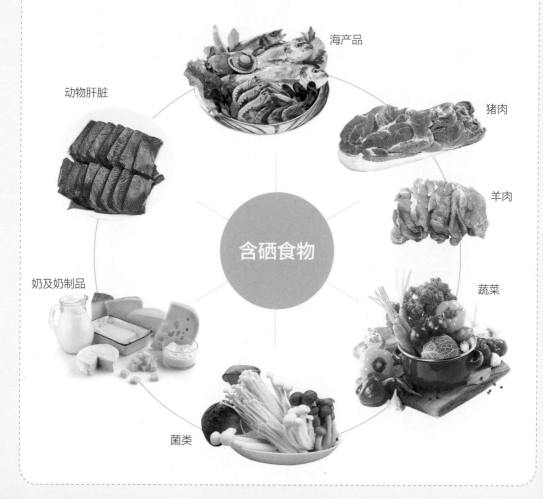

海产品

动物肝脏

猪肉

羊肉

含硒食物

蔬菜

奶及奶制品

菌类

孕晚期
（孕 29~40 周）

进行舒适运动，
做好分娩准备

临近预产期，胎宝宝胎动频繁，孕妈妈要随时做好宝宝与自己见面的准备。这一时期的运动突出一个"缓"字，以孕妈妈不感到疲劳为判断标准。

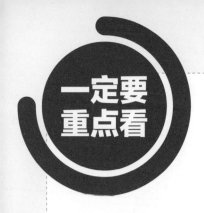

一定要
重点看

孕晚期，
运动要以"缓"为主

生理特点

孕晚期是妊娠第三阶段，医学鉴定是从 29~40 周。这一阶段尤其是临近预产期的孕妈妈，身体重心逐渐前移，行动越加不便，不断增大的子宫使腹直肌分离、核心力量减弱而造成腰背部肌肉紧张、压力增大、骨盆前倾明显。所以，这一阶段的运动幅度不宜过大，着重选择舒展的运动，再加上练习拉梅兹呼吸法，将有助于之后的分娩。

这一时期的运动突出一个"缓"字，以较缓的散步为主，频率过快或时间过长都不好，以孕妈妈是否感觉疲劳为判断标准。临近预产期，胎宝宝胎动频繁，孕妈妈要随时做好宝宝与自己见面的准备。为了迎接宝宝的到来，孕妈妈的身体要健康，情绪更要平稳，通过练习呼吸和冥想，还可以帮助孕妈妈由内而外都充满信心和力量。

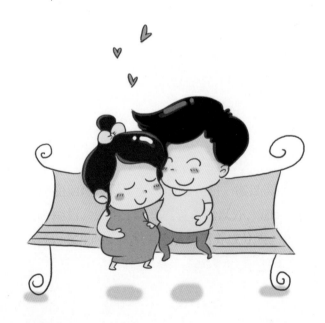

孕妈妈腰背疼痛、尿频便秘、下肢浮肿、静脉曲张等症状更加严重，子宫的增大和上升对内脏器官的压迫更加严重，胀气、胃痛等症状加重；易感疲劳、睡眠质量不高，出现头痛、恶心、眩晕等症状；子宫收缩逐渐频繁。

运动指南

1. 避免以仰卧姿势为主的练习，不宜从事过重的劳动和下蹲活动，应选择一些舒缓的运动。孕晚期孕妈妈子宫增大，如长时间采取仰卧位，增大的子宫会压迫下腔静脉致回流受阻，回心血量减少，从而引起血压下降、心搏出量随之减少，可能会出现休克等情形。

2. 这一阶段是为顺产蓄积体力的关键阶段，但要根据身体状况适当减少运动量，以休息为主，以免活动不当引发早产。

3. 选择轻缓的伸展练习，能有效缓解腰背酸痛，增强肌肉张力，灵活髋关节，为顺产做好准备。

4. 这段时间同时也是孕妈妈最疲惫的阶段，每周2～3次、每次15~20分钟的运动就很理想了。如果孕妈妈在孕中期就有很好的运动规律，此时频率缓慢下降，以感觉不吃力为活动原则，可选择比较简单的类型，如瑜伽呼吸、分娩球的练习。

5. 临产期的孕妈妈，体重增加飞快，身体负担很重，运动时一定要注意安全，不能过于疲劳。有条件的孕妈妈可以听一些模拟生产的课程，了解生产过程，缓解临产前的焦虑。

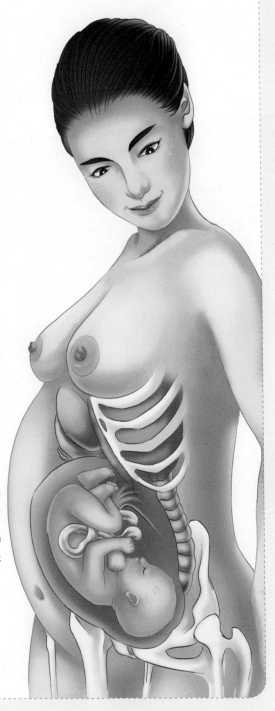

孕10月，胎宝宝长成了漂亮的小人儿；孕妈妈即将分娩。

膳食原则

1. 应注意补充含蛋白质、磷脂和维生素丰富的食物，以促进胎儿智力发育。

2. 限制脂肪和糖类食物，以免摄入热量过多，胎儿长得过大，影响分娩。

3. 孕晚期要比孕中期增加热量摄入，每日比孕前增加450千卡（大约50克大米 +200克牛奶 +100克草鱼 +150克绿叶菜所含的热量）。

4. 孕晚期要增加蛋白质的摄入，每日总量要达到85克（一般掌心大小的一片牛肉含20克蛋白质），尤其要增加优质蛋白质。

5. 全面而均衡地摄入矿物质和维生素，尤其是钙、铁、锌、铜、B族维生素的摄入要充足。

关键营养素

蛋白质
孕晚期是胎儿生长加速期，需要更多的蛋白质供给。

膳食纤维
孕晚期胎儿增大，肠胃受到的挤压更严重，孕妈妈的肠道蠕动减慢，增加膳食纤维的摄入能增加肠动力，避免便秘。

B 族维生素
孕晚期需要充足的维生素，尤其是 B 族维生素，如维生素 B$_1$、维生素 B$_{12}$、叶酸等。

牛磺酸
一种氨基酸，能促进视网膜的发育，同时促进大脑生长发育。

铁
孕晚期要重视铁的补充，每日达到29毫克，此时是贫血的高发期，临近分娩更应做好必要的储备。

铜
参与铁的代谢和红细胞生成，促进缔结组织的形成，在神经系统中起重要作用。

可能需要的营养补充剂

孕晚期孕妈妈	补充叶酸片每天 400 微克
吃鱼少的孕妈妈	补充 DHA 制剂每天 300 微克
缺铁的孕妈妈	补充铁剂遵医嘱服用
缺钙的孕妈妈	补充钙剂遵医嘱服用

放松瑜伽：
舒缓呼吸，稳定情绪

　　如果孕期容易紧张，情绪波动较大，可以做做这两组简单的放松瑜伽，帮助孕妈妈平静下来。

第1组

选择一个舒适的姿势盘坐在垫子上，两脚掌心相对。双手分别放在腹部和胸部上，脊背挺直，双肩自然放松。双眼微闭，均匀呼吸，让双手感受呼吸。保持姿势，3～5次呼吸。

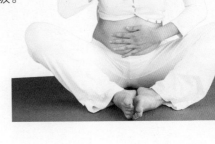

第2组

侧躺（任意一边），屈臂枕于头下，置于下面的大腿保持放松伸直的姿势，置于其上的大腿稍微弯曲，另一臂置于弯曲的大腿上。时间以舒服为度，做完一侧后换另一侧重复动作。

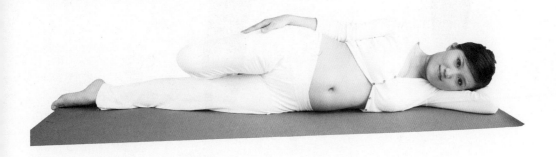

下颌画圈：
防止颈椎酸痛，不让颈椎变形

随着月份越来越大，孕妈妈颈椎的不适感可能会越来越明显，平时多做做下颌画圈的运动，帮助锻炼颈部肌肉，改善颈椎酸痛等不适，预防颈椎变形。还可以促进头颈部的血液循环，预防和缓解孕期头痛等不适。

第1组

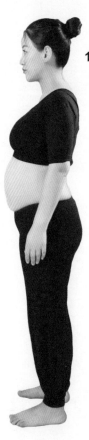

1. 孕妈妈取坐姿或站姿，肩背挺直，双手自然下垂，伸展颈椎，两眼平视前方。

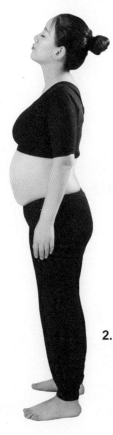

2. 下颌向前探出，以下颌为基点，按顺时针方向转圈，转出时吸气，转回时呼气，共转5~10圈。

第2组

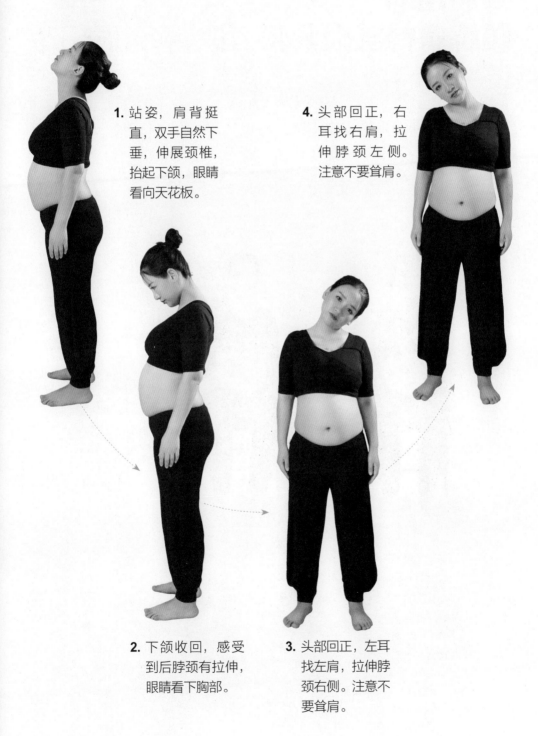

1. 站姿，肩背挺直，双手自然下垂，伸展颈椎，抬起下颌，眼睛看向天花板。

2. 下颌收回，感受到后脖颈有拉伸，眼睛看下胸部。

3. 头部回正，左耳找左肩，拉伸脖颈右侧。注意不要耸肩。

4. 头部回正，右耳找右肩，拉伸脖颈左侧。注意不要耸肩。

耸肩运动：
缓解肩臂肌肉紧张，改善颈椎不适

耸肩运动不仅可以锻炼肩颈及臂部肌肉，放松颈椎，减轻不适感，还可以修饰肩颈线条，使肩、颈、臂曲线更优美。特别适合职场孕妈妈，在电脑前工作1～2小时后做一做耸肩运动，能很好地缓解疲劳、放松全身。

第1组

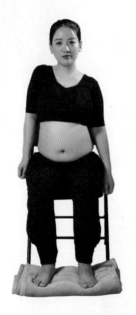

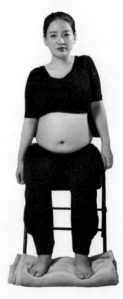

2. 保持坐姿，再抬起左肩，连续向上耸动3次，恢复原状。

1. 孕妈妈坐在椅子上，背部挺直，双手自然下垂，抬起右肩连续向上耸动3次，恢复原状。

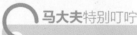 马大夫特别叮咛

睡觉注意变换睡姿

孕妈妈睡觉时，重力都压在一边，同时也使颈背部肌肉、颈椎等处于紧绷状况，因而容易造成颈椎不适或手臂发麻。所以，孕妈妈平时睡觉时不要老保持一个姿势，要注意变换睡姿。

3. 坐姿，双肩同时抬起，连续向上耸动3次，恢复原状。以上3个动作交替进行，进行5～8组。

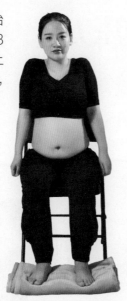

可以双手在后背交握，然后左右肩膀分别向上耸动3次，或者双肩同时向上连续耸动3次。

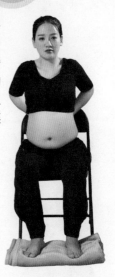

第2组

1. 取站姿，双手各握一瓶饮料（小哑铃、矿泉水瓶等都可以当作道具），先向上托举到肩膀。

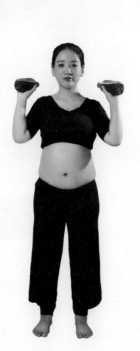

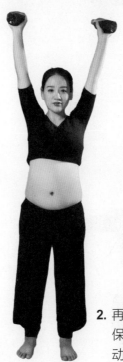

2. 再用力举过头顶，保持3~5秒，重复动作10次。

呼吸瑜伽：
缓解胸闷，释放压力

孕晚期，孕妈妈的身体负荷进一步增加，呼吸运动可以帮助释放压力，改善心情，也能让胎宝宝得到更多氧气，有利于胎宝宝的健康。

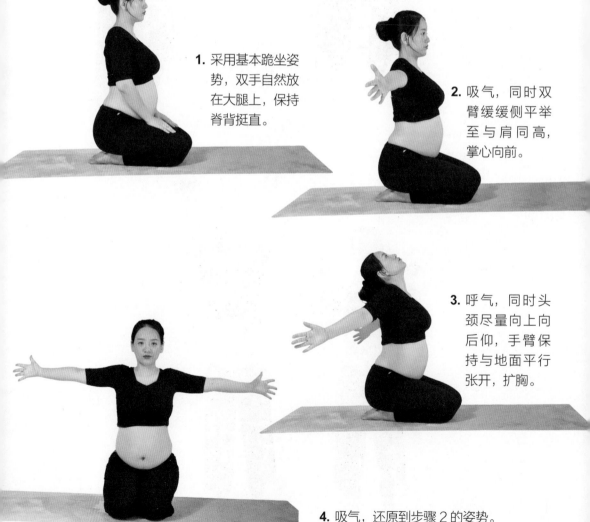

1. 采用基本跪坐姿势，双手自然放在大腿上，保持脊背挺直。

2. 吸气，同时双臂缓缓侧平举至与肩同高，掌心向前。

3. 呼气，同时头颈尽量向上向后仰，手臂保持与地面平行张开，扩胸。

4. 吸气，还原到步骤2的姿势。

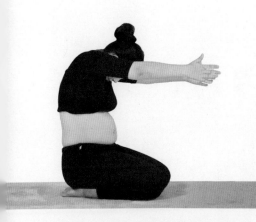

5. 呼气，同时头颈向前弯曲，双臂保持与地面平行并向前收拢，尽量向前伸直，背部自然成弧形。

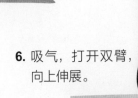

6. 吸气，打开双臂，向上伸展。

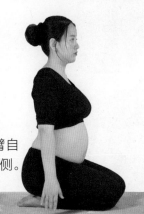

7. 呼气，同时双臂自然垂落在身体两侧。

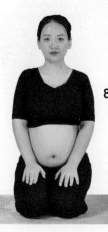

8. 还原跪坐姿势，平稳呼吸。

蹲式：
打开骨盆，促进胎头下降

进入孕晚期，分娩的日子越来越近了，孕妈妈这一时期身体不如孕中期灵便，做运动的时候不要勉强。蹲式运动适合孕晚期，可以帮助打开骨盆，还能促进胎头下降。

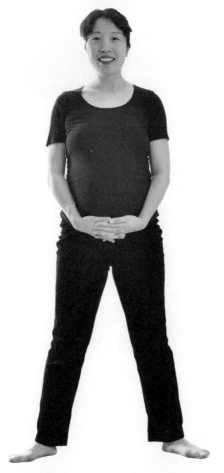 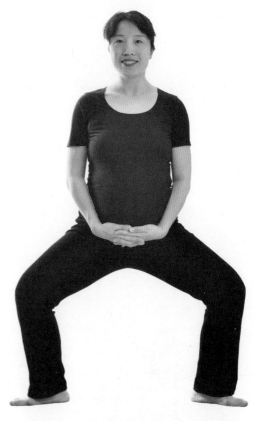

1. 站立，双脚分开大约 1.5 个肩宽，呈外八字，双手体前十指交叉，双臂轻松下垂。

2. 呼气，双脚转为脚尖朝外，弯曲双膝，慢慢将身体下降 30 厘米，保持 3 个呼吸。

3. 吸气，慢慢伸直双膝，呼气，再次弯曲双膝，这次将身体下降得更低一些，争取让大腿与地面平行（如果做不到，不要勉强）。保持3个呼吸。

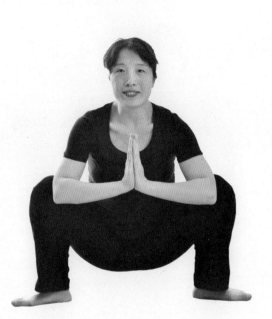

4. 吸气，慢慢伸直双膝；呼气，双手在胸前合十，身体慢慢蹲下（下蹲的幅度要依个人情况而定，不要勉强），左右小臂尽量保持在同一水平线。吸气，缓慢向上伸直双膝；呼气，全身放松，恢复到初始姿势。

产道肌肉收缩运动：
减轻产道阻力，为顺产打基础

孕妈妈从孕晚期开始，可以做一些有助于产道肌肉收缩的运动，改善盆腔充血状态，放松肌肉，减轻产道阻力，为顺利分娩打下基础。

第1组

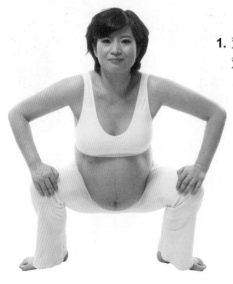

1. 双腿分开呈下蹲状，双手放于膝盖上。

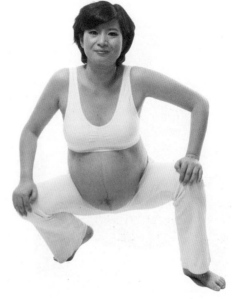

2. 保持下蹲姿势，双手不动，然后抬起左脚向前迈一小步，右脚抬起脚后跟，注意身体重心的变化，以保持身体平衡。

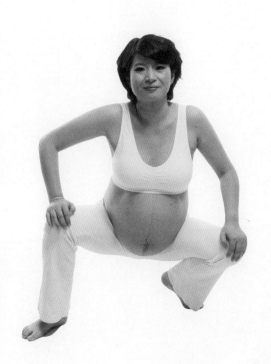

3. 保持上述姿势2~3秒后，收回左脚，恢复原状，然后换右脚做同样动作。交替重复上述动作5~10次即可。

第2组

双腿分开到舒适的宽度，扶住椅子或一个把手，尽量向下深蹲并保持1分钟，也有助于锻炼大腿及髋部肌肉，促进胎儿入盆，从而帮助缩短产程。

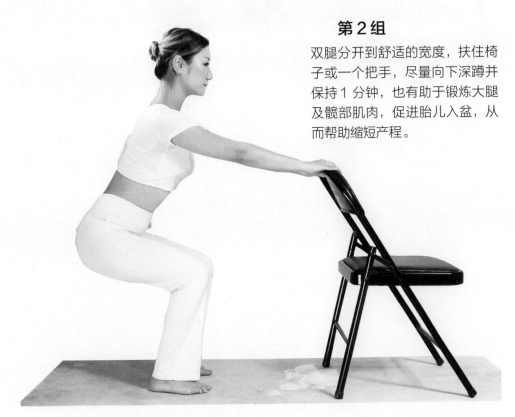

第3组

1. 孕妈妈仰卧，双腿高抬，双脚抵住墙。

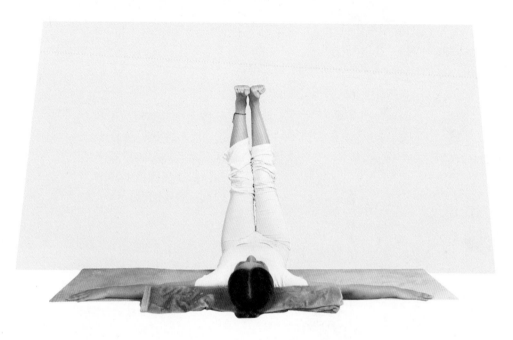

2. 然后双腿用力向两边分开。

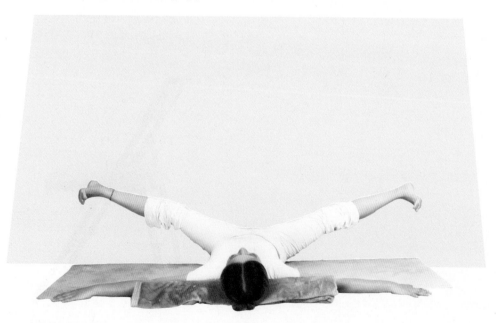

抱头扭动：
活动肩颈肌肉，改善肩颈不适

　　抱头扭动可以帮助放松肩部肌肉，改善肩部僵硬、酸痛等不适，还可以舒缓整个背部，帮助减少孕晚期增大的腹部给孕妈妈腰背部带来的负担。

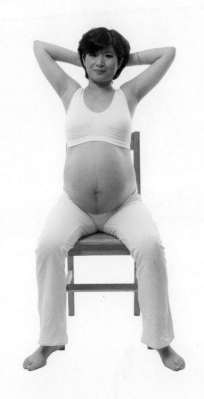

1. 孕妈妈坐在椅子上，双手手指交叉放于脑后，双臂尽量张开，背靠在椅背上，双脚分开。

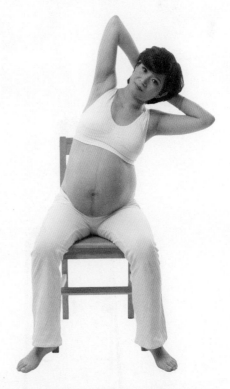

2. 双手抱头向左侧弯曲，向下压左肘部3次，然后恢复原状，休息2～3秒。

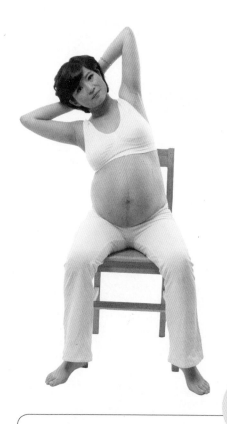

3. 双手抱头向右侧弯曲，向下压右肘部3次，然后恢复原状，休息2~3秒。

4. 两侧交替重复上述动作5 ~ 10次即可。

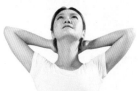

姿势指导

孕妈妈也可以做抱头前压、后仰的动作，使颈部锻炼更全面。

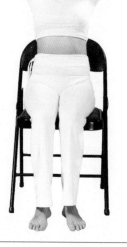
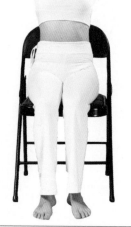

平衡移动：
减轻手臂和肩部关节压力

　　手臂和肩膀总是处于下垂或弯曲状态，伸展手臂，可使其关节得以放松，减轻孕妈妈手臂、肩膀等关节部位的压力。这套动作不会耗费太大的体力，可以休息一会儿再做一会儿，间歇练习既能保证充足的休息，也可有效改善不适症状。

第1组

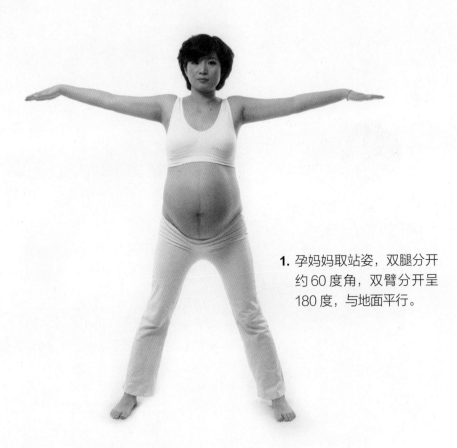

1. 孕妈妈取站姿，双腿分开约60度角，双臂分开呈180度，与地面平行。

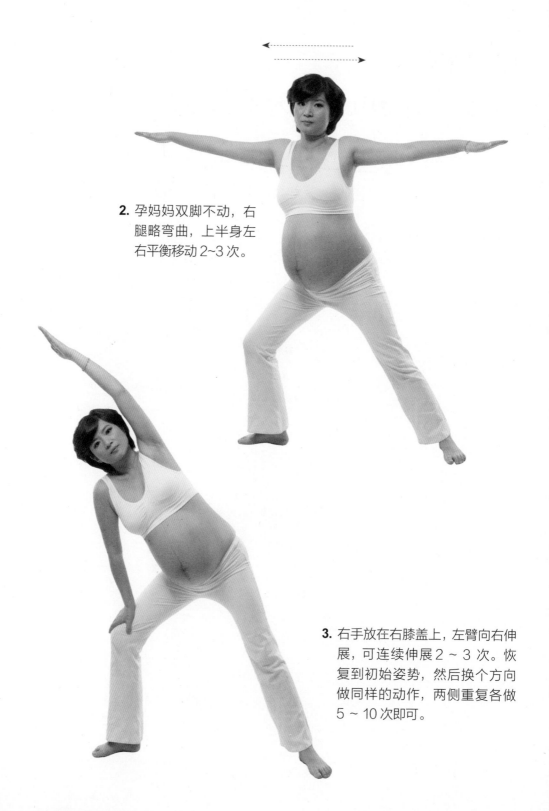

2. 孕妈妈双脚不动，右腿略弯曲，上半身左右平衡移动2~3次。

3. 右手放在右膝盖上，左臂向右伸展，可连续伸展 2 ~ 3 次。恢复到初始姿势，然后换个方向做同样的动作，两侧重复各做5 ~ 10次即可。

第2组

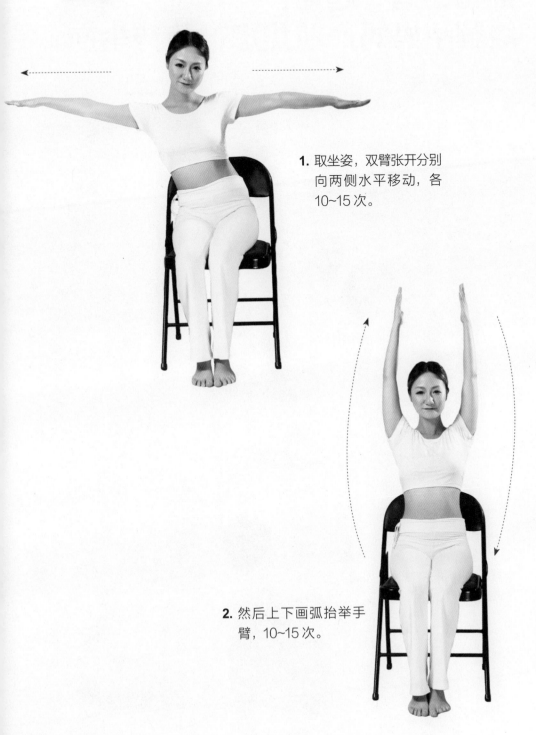

1. 取坐姿，双臂张开分别向两侧水平移动，各10~15次。

2. 然后上下画弧抬举手臂，10~15次。

准爸孕妈一起动：
缓解孕妈妈产前焦虑，静待生产

准爸爸和孕妈妈一起运动，能让孕妈妈感受到重视与疼爱，孕妈妈心情好，更有利于顺产，同时。胎宝宝也能感受到愉快的心情，有助于培养胎宝宝的快乐性格。

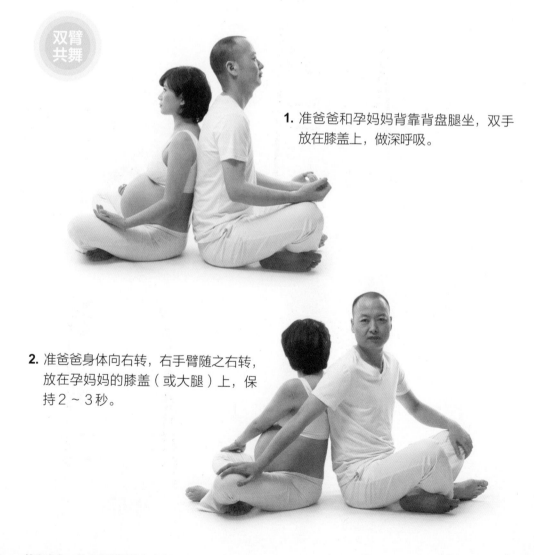

双臂共舞

1. 准爸爸和孕妈妈背靠背盘腿坐，双手放在膝盖上，做深呼吸。

2. 准爸爸身体向右转，右手臂随之右转，放在孕妈妈的膝盖（或大腿）上，保持2~3秒。

3. 然后恢复坐姿，转向另一侧，孕妈妈重复准爸爸的动作。两个方向交替重复5~10次即可。

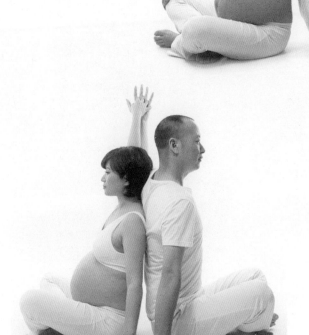

4. 两人伸展双臂成一条直线，一侧随掌心朝下向地面压去，另一侧上举，保持2~3秒。然后换方向做，交替重复5~10次即可。

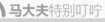 **马大夫**特别叮咛

帮孕妈妈助眠的小窍门

孕妈妈到孕晚期容易出现睡眠不好的情况，运动就是很好的助眠方法。另外，可以选择一些助眠的食物，比如睡前喝杯热牛奶，或者吃南瓜子、腰果等含有色氨酸的食物，能稳定神经。同时注意放松心情，睡前听音乐、温水泡脚。如果失眠已严重影响生活，一定要及时就医。

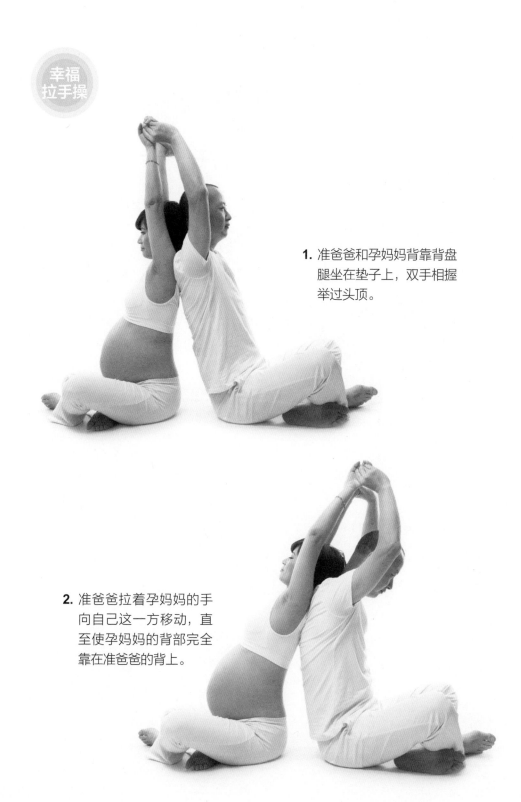

1. 准爸爸和孕妈妈背靠背盘腿坐在垫子上，双手相握举过头顶。

2. 准爸爸拉着孕妈妈的手向自己这一方移动，直至使孕妈妈的背部完全靠在准爸爸的背上。

3. 准爸爸带动孕妈妈的双手
向下压，直至孕妈妈的双
臂展成一条直线，保持姿
势2～3秒，做一次深
呼吸。

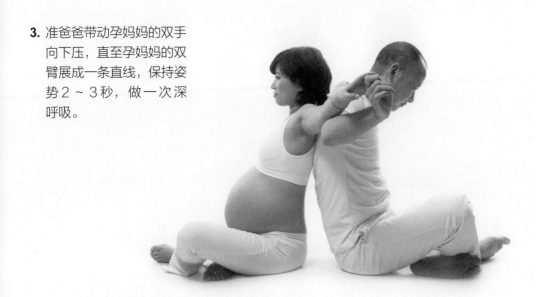

4. 准爸爸继续慢慢向
下压，直至双手放
在垫子上，这时孕
妈妈完全放松地靠
在准爸爸的背上。
重复动作5～10
次即可。

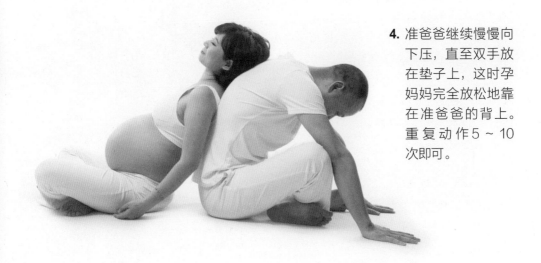

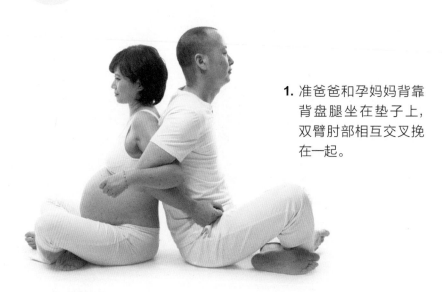

1. 准爸爸和孕妈妈背靠
   背盘腿坐在垫子上，
   双臂肘部相互交叉挽
   在一起。

2. 准爸爸上身和头部前
   倾，孕妈妈头部和上
   身随着准爸爸的动作
   后仰，可完全放松地
   靠在准爸爸背上。

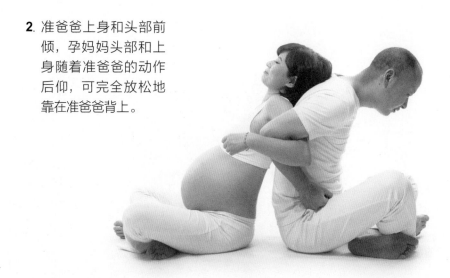

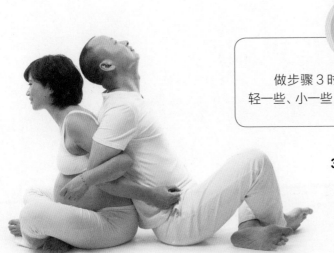

姿势
指导

做步骤3时，准爸爸的动作幅度宜轻一些、小一些，以减少给孕妈妈的压力。

3. 动作互换，孕妈妈身体前倾，准爸爸身体后仰。交替进行5~10次。

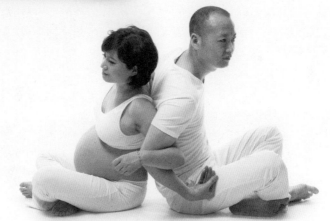

4. 恢复到初始姿势，准爸爸和孕妈妈一起左右摇摆，重复5~10次即可。

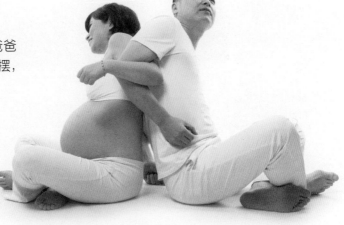

凯格尔运动:
缩短产程、促进顺产

　　凯格尔运动主要是锻炼盆底肌,以便更好地控制尿道、膀胱、子宫和直肠。研究表明,加强盆底肌锻炼可改善直肠和阴道区域的血液循环,有助于产后会阴撕裂的愈合及预防产后痔疮。甚至有研究表明,强有力的盆底肌可有效缩短产程。

平躺,吸气,同时慢慢地尽量用力紧缩阴道周围的肌肉,就像努力憋尿一样。保持收紧状态,从 1 数到 4,注意不要把力量分散到其他部位。然后呼气放松,如此重复 10 次,每天坚持做 3 次。

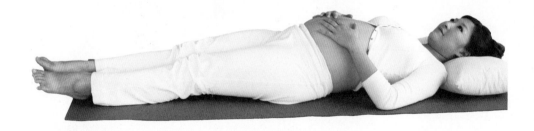

马大夫特别叮咛

　　凯格尔运动不是一定躺着才能做,孕妈妈可以随时随地做这个练习,比如上网时、看电视时,甚至在超市排队时都可以做。

膝胸卧式：
帮助纠正胎位不正

　　孕妈妈排空膀胱，松解裤带，保持膝胸卧位的姿势，每日 2~3 次，每次 15~20 分钟，连做 1 周。这种姿势可使胎臀退出骨盆，借助胎宝宝重心改变自然完成头先露的转位，成功率 70% 以上。做此运动的前提是没有脐带绕颈，并且羊水量正常。

两膝着地，胸部轻轻贴在地上。尽量抬高臀部。双手伸直或叠放于脸下。睡前做 15 分钟左右。

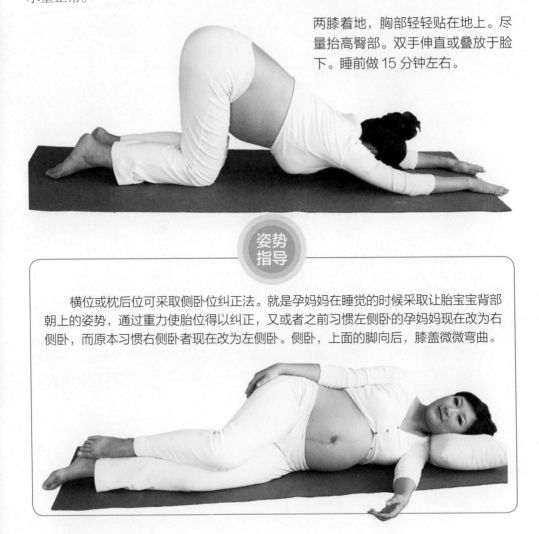

姿势指导

　　横位或枕后位可采取侧卧位纠正法。就是孕妈妈在睡觉的时候采取让胎宝宝背部朝上的姿势，通过重力使胎位得以纠正，又或者之前习惯左侧卧的孕妈妈现在改为右侧卧，而原本习惯右侧卧者现在改为左侧卧。侧卧，上面的脚向后，膝盖微微弯曲。

练习拉梅兹呼吸法

拉梅兹呼吸法，可以通过呼吸技巧帮助孕妈妈适度放松肌肉，有效地让孕妈妈在分娩时转移疼痛，从而达到加速产程并让胎宝宝顺利娩出的目的。

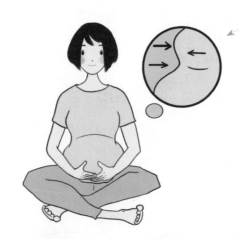

第一阶段：胸式呼吸法

应用时机 孕妈妈可以感觉到子宫每5~10分钟收缩一次，每次收缩约长30秒。

练习方法 深深吸一口气，随着子宫收缩就开始吸气、吐气，反复进行，直到阵痛停止后恢复正常呼吸。

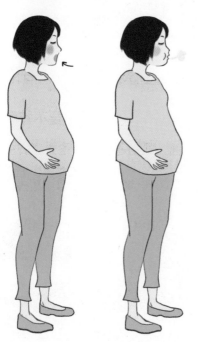

第二阶段："嘶嘶"轻浅呼吸法

应用时机 此时宫颈开至3~7厘米，子宫的收缩变得更加频繁，每3~5分钟就会宫缩一次，每次持续30~60秒。

练习方法 孕妈妈要让自己的身体完全放松，眼睛注视着同一点。保持轻浅呼吸，用"鼻吸嘴呼"的方式让吸入及吐出的气量相等，保持呼吸高位在喉咙，就像发出"嘶嘶"的声音。

第三阶段：喘息呼吸法

应用时机 当子宫开至 7 ~ 10 厘米时，孕妈妈感觉到子宫每 45 ~ 60 秒就会收缩一次，这已经到了最激烈、最难控制的阶段了。

练习方法 孕妈妈先将空气吐出后，深吸一口气，接着快速做 4 ~ 6 次短呼气，感觉就像在吹气球，比"嘶嘶"轻浅式呼吸还要浅，可以根据子宫收缩的程度调节速度。

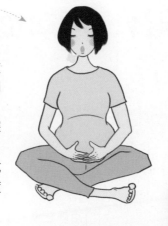

第四阶段：哈气吹蜡烛

应用时机 进入第二产程的最后阶段，孕妈妈想用力将胎儿从产道送出，但是此时医护人员要求不要用力，以免发生会阴部撕裂，要等待宝宝自己挤出来。

练习方法 阵痛开始，孕妈妈先深吸一口气，接着短而有力地哈气，如浅吐 1、2、3、4，接着大大地吐出所有的"气"，就像在吹蜡烛。

第五阶段：用力推

应用时机 此时宫颈口全开了，助产士会要求孕妈妈在即将看到宝宝头部时，用力将其娩出。

练习方法 孕妈妈下巴前缩，略抬头，用力使肺部的空气压向下腹部，完全放松骨盆肌肉。需要换气时，保持原有姿势，马上把气呼出，同时马上吸满一口气，继续憋气和用力，直到宝宝娩出。当胎头已娩出产道时，妈妈可使用短促的呼吸来减缓疼痛。

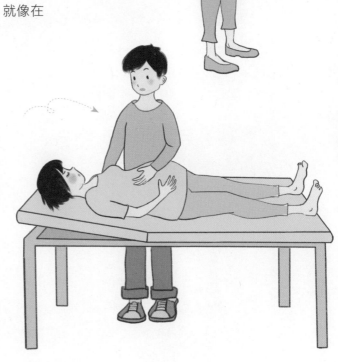

饮食配合，运动更有效

孕晚期每天增加 450 千卡热量

孕晚期，胎宝宝生长迅速，孕妈妈每天比孕前增加 450 千卡热量才能满足需要。增加热量要避免单纯依靠增加糖、脂肪这些纯热量食物，而应该选富含优质蛋白质的食物，如奶类及奶制品、大豆及豆制品等。

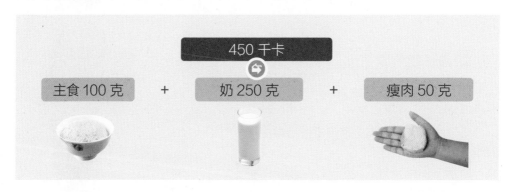

适当减少碳水化合物，以免热量过多

孕妈妈在孕期要保证碳水化合物的摄入，否则会出现低血糖、头晕、乏力等症，同时也会影响胎宝宝的发育。但是孕晚期妈妈摄入碳水化合物的量也不宜过多，否则会导致体内储存多余的热量，进而引起血糖升高和肥胖等。

孕晚期蛋白质每日摄入 85 克

孕晚期要满足胎宝宝生长发育的需要，每日蛋白质摄入量要增加到 85 克。如果蛋白质摄入严重不足，也是导致妊娠高血压发生的危险因素。所以孕妈妈每天都应摄入充足的蛋白质，并注意优质蛋白质的比例应达到总蛋白质摄入量的一半，优选低脂肪的肉类、鱼类、蛋类、豆制品等。

选择容易消化的食物，烹调要清淡

随着孕期的增加，到了孕晚期，加大的子宫压迫肠胃，孕妈妈的消化能力有所减弱，要选择容易消化的食物，比如鸡蛋、面片汤等，也要选择容易消化的烹调方式，比如蒸、煮、炖，以减轻肠胃负担。饮食太咸，容易加重水肿，给肾脏造成负担，要避免。而且孕期饮食清淡，对胎儿出生后的口味也有正面影响。

孕晚期饭量减小，选营养密度高的食物

孕晚期，孕妈妈的胃受到压迫，吃点就饱，但实际上摄入的营养不一定够用。所以这时候要注意选择营养密度高的食物。营养密度是指单位热量的食物所含某种营养素的浓度。也就是说，吃营养密度高的食物，一口咬下去能获得的有益成分多，既能补充营养，又能避免体重过多。

少食多餐，减轻胃部不适

孕晚期，胃部受到挤压，胃容量变小，为保证胎儿生长发育的需要，应少食多餐，可将一日三餐改成 5～6 次，以通过少吃、勤吃的方式摄取各种营养素和热量以满足孕妇和胎儿的需要。在食物的选择上，尽量选择营养素含量高、体积小的食物，可以不必增加主食，多吃些豆制品、乳制品，这样更有利于营养的均衡。

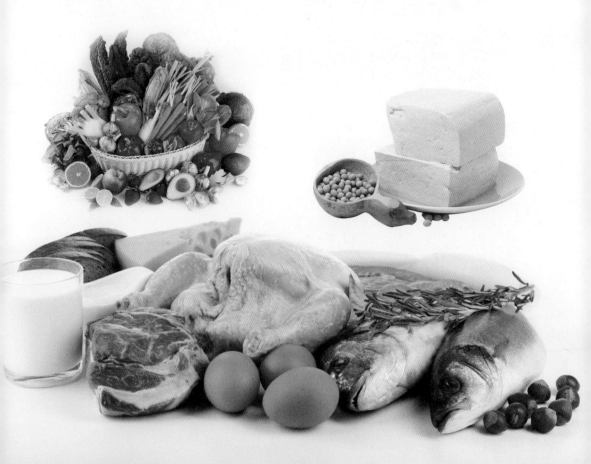

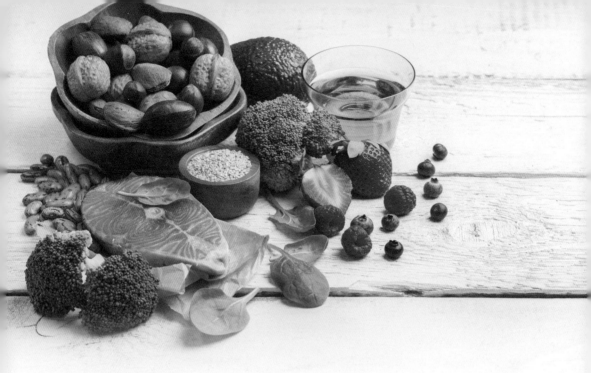

少吃含糖高的食物

孕晚期的饮食需求比之前有所增加，但要注意选择营养素含量高的食物，比如牛奶、豆制品等，这样才能补充足够的营养与热量。不要增加蛋糕、糖果这些高糖分、营养低的食物，否则这些糖分会转化成多余的脂肪储存在体内。而且高糖食物吃得太多，会影响蛋白质等营养素的摄入，无法得到均衡全面的营养。

少吃难消化的黏腻食物和高脂食物

孕晚期，受增大子宫的影响，孕妈妈的胃肠分泌消化液的能力降低，对食物的消化能力也下降，因此不建议吃难消化的食物，比如黏腻食物、高脂肪食物等，以免增加肠胃负担。

控制盐分摄入，预防妊娠高血压

孕晚期是妊娠高血压的高发期，每日摄入盐要控制在 6 克以下，除了酱油、味精、鸡精、豆瓣酱这些高盐食物以外，加工食品、奶油、甜点、挂面中的盐分也很高，食用时要注意查看食物营养成分表。

控盐主要是为了控钠，如加碱、加发酵粉、加小苏打的面食和糕点，也含有不少钠，要注意避免。购买预包装食物时一定要看配料表中是否含有谷氨酸钠、小苏打等添加剂。

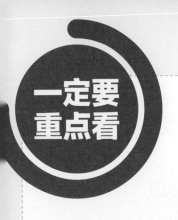
储存充足的维生素 B_1，为分娩做准备

孕晚期可适当多吃些富含维生素 B_1 的食物，如果体内维生素 B_1 不足，容易引起孕妈妈呕吐、倦怠、体乏，还可能会影响分娩时子宫的收缩，导致产程延长、分娩困难。牛奶、牛肉、花生、鸡肉、猪瘦肉等都是维生素 B_1 的好来源。

供给充足的铁，预防孕晚期贫血

孕晚期铁的供给量要比孕中期有所增加，达到每日 29 毫克。孕晚期缺铁可能导致早产，如果分娩时贫血可能需要输血，因此孕晚期补铁非常重要。补铁的原则是通过肉类、动物肝脏、动物血和富含维生素 C 的食物综合摄入。

钙、碘、膳食纤维要适量补充

孕晚期要特别关注碘、钙等营养素的供给，不过量、不缺乏、补充充足，为宝宝出生做好准备。奶及奶制品、瘦肉、蛋类、坚果、海产品等要均衡摄入。

孕晚期肠道功能减弱，孕妈妈容易便秘，要增加富含膳食纤维食物的摄入，尤其是蔬菜和低糖水果，比如芹菜、油菜、白菜、空心菜、菠菜、莴笋、苹果、猕猴桃等。

补充维生素 C 和锌，降低分娩危险

维生素 C 有助于羊膜功能的稳定，在怀孕前和怀孕期间未能得到足够维生素 C 的孕妈妈容易发生羊膜早破。因此，孕妈妈在妊娠期间补充充足的维生素 C，可以降低分娩风险。应当多吃富含维生素 C 的水果和蔬菜，如猕猴桃、橙子和西蓝花等。

锌能增强子宫有关酶的活性，促进子宫收缩，使胎宝宝顺利娩出。孕晚期，孕妈妈需要多吃富含锌的食物，如牡蛎、猪肾、牛瘦肉、海鱼、紫菜、蛤蜊、核桃、花生、黑芝麻等。

增加维生素 B$_{12}$ 和叶酸，预防新生儿贫血

维生素 B$_{12}$ 参与血红蛋白、核酸和蛋白质的合成，叶酸对于预防出生缺陷有重要意义，一旦缺乏这两种物质，孕妈妈容易罹患巨幼红细胞性贫血，新生儿也可能出现贫血。维生素 B$_{12}$ 主要来自于动物性食物，如肝脏、瘦肉、蛋类、鱼虾中。叶酸则主要来自于新鲜水果和绿叶蔬菜中。

补充富含维生素 K 的食物，减少生产时出血

维生素 K 是脂溶性维生素，其主要作用是参与凝血因子的形成，有凝血和防止出血的作用，还参与胎宝宝骨骼和肾脏组织的形成。孕妈妈如果体内缺乏维生素 K，会导致血液中凝血酶减少，容易引起凝血障碍，发生出血症。因此孕晚期要重点补充维生素 K，以避免生产时大出血。含维生素 K 丰富的食物有菜花、菠菜、莴笋、动物肝脏等。

补充铜，为胎儿神经发育最后冲刺助力

铜元素是无法在人体内储存的，所以必须每天摄取。如果摄入不足，就会影响胎儿的神经系统正常发育。孕晚期如果缺铜，则会使胎膜的弹性降低，容易造成胎膜早破而早产。含铜丰富的食物有口蘑、海米、榛子、松子、花生、芝麻酱、核桃、猪肝、大豆及豆制品等。

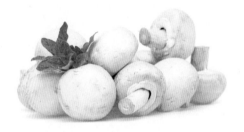
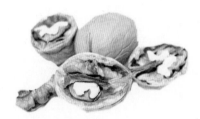

缓解孕期不适运动，
让孕妈妈顺利生出健康宝宝

随着孕周的增大，孕妈妈身体会出现各
种不明原因的疼痛和不适，而运动可以帮助
改善孕期的多种不适症状。

腰背酸痛

孕期腰背酸痛的原因

重心改变

怀孕会让孕妈妈原有的重心发生变化，为了适应这种改变，孕妈妈很可能会毫无意识地调整姿势，这样会牵拉背部肌肉，导致背部疼痛。

孕期体重增加

脊椎是身体主要的承重部位，孕期由于孕妈妈自身体重和胎宝宝重量的增加，会给脊椎带来额外的负担，引起背部疼痛。而胎儿和子宫重量增加也会对骨盆及背部的血管神经造成压迫，引起不适。

激素变化

孕期孕妈妈身体会分泌一种叫松弛素的激素，帮助松弛骨盆区的韧带和关节，为分娩做准备。同时，这种激素也会让支撑脊椎的韧带变松弛，导致脊椎不稳定和背部疼痛。

精神压力

有些孕妈妈孕期精神压力较大，而精神压力会引发肌肉紧张，进而导致背部疼痛或肌肉痉挛，背部疼痛也会因此逐步加重。

肌肉分离

随着孕期的推移，孕妈妈子宫逐渐增大，两组从肋骨至骨盆平行的肌肉可能会向两侧分离，而这种分离会加剧背部疼痛。

变换姿势缓解腰背酸痛

增大的肚子会产生额外的重量于孕妈妈的腰背部，改变孕妈妈行动的重心。因此，适当变换行走坐卧的姿势有助于背部肌肉放松。

1. 坐的时候要屁股坐平，还可以使用靠枕垫在背后。不要久坐，可以适当起来活动一下。

2. 不要长时间站立，尽量来回轻松踱步，要穿透气性、稳定性、支撑性好的鞋子。

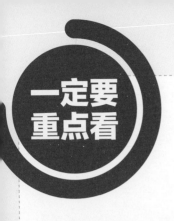
仰卧束角式：舒缓背部肌肉，缓解孕期背痛

随着孕周的增加，孕妈妈肚子越来越大，很容易出现背部酸痛。做舒缓背部肌肉的运动，不仅有助于孕妈妈顺利生产，而且能促进胎宝宝的生长发育。

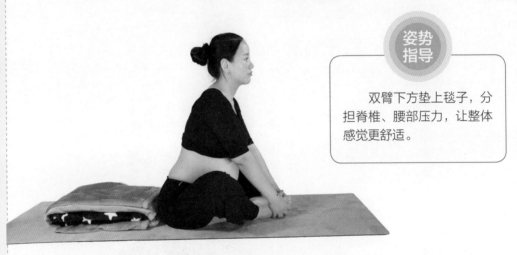

**姿势
指导**

双臂下方垫上毯子，分担脊椎、腰部压力，让整体感觉更舒适。

1. 坐姿，脚心相对，双手握住脚尖。将一个抱枕纵向摆放，放置于背部下方，头部下方垫一块瑜伽砖（可先躺下找准道具位置）。

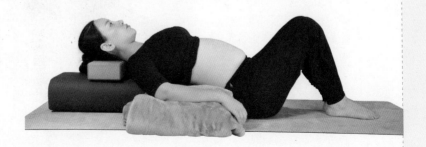

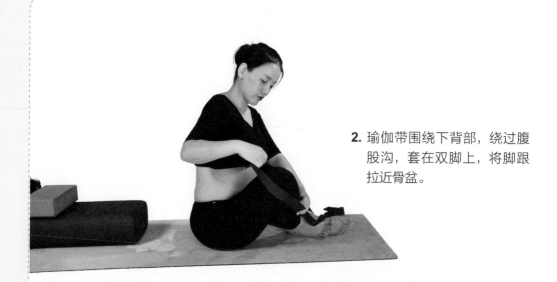

2. 瑜伽带围绕下背部，绕过腹股沟，套在双脚上，将脚跟拉近骨盆。

**姿势
指导**

可以将瑜伽砖放置在双膝的外侧，支撑膝盖。

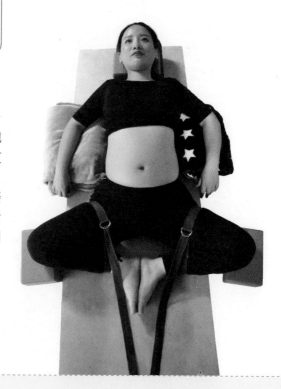

3. 手肘支撑身体向背后的抱枕躺下，头部用瑜伽砖支撑，保持脊椎平稳放置，双手放在身体两侧。此姿势可以保持 30 秒，然后手肘支撑身体慢慢还原到坐姿。

仰卧简易后弯：舒缓脊背，缓解胸闷气短

这组动作可以帮助孕妈妈充分伸展背部，缓解后背不适症状，还可以扩展胸腔，让呼吸更顺畅，同时帮助舒展骨盆区域，让骨盆更有力。

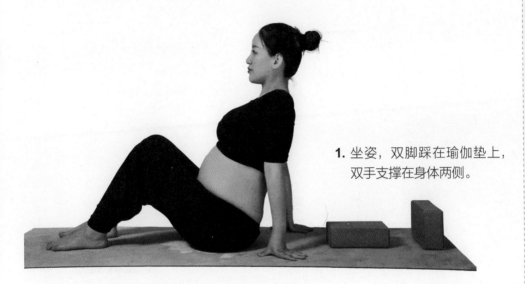

1. 坐姿，双脚踩在瑜伽垫上，双手支撑在身体两侧。

2. 缓慢躺下，一块瑜伽砖垫在两侧肩胛骨中间，另一块枕在后脑，双手自然摊开，保持 10 个呼吸。

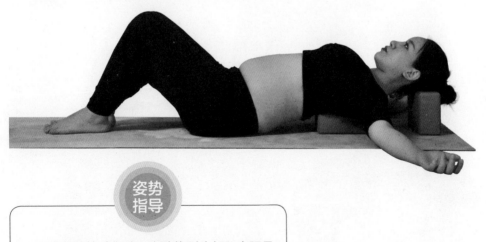

姿势指导

准备两块瑜伽砖，大致找到头部和肩胛骨中间位置，一个竖放，一个平放。

猫式运动：充分伸展腰背部，消除酸痛和疲劳

孕中晚期，子宫明显增大，孕妈妈重心前移，为保持身体平衡，孕妈妈会形成肚子前挺、腰部和肩部向后倾的姿态，腰部和背部就承受了较多的重量。猫式伸展运动可以充分伸展背部、腰部和肩部，消除酸痛和疲劳。

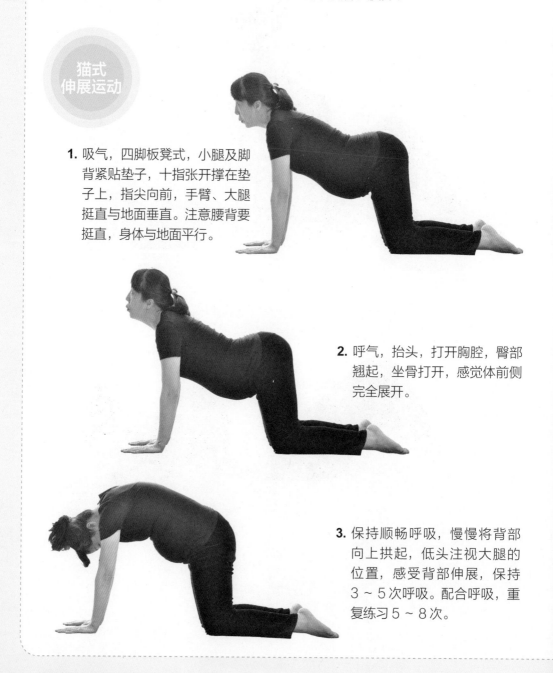

猫式
伸展运动

1. 吸气，四脚板凳式，小腿及脚背紧贴垫子，十指张开撑在垫子上，指尖向前，手臂、大腿挺直与地面垂直。注意腰背要挺直，身体与地面平行。

2. 呼气，抬头，打开胸腔，臀部翘起，坐骨打开，感觉体前侧完全展开。

3. 保持顺畅呼吸，慢慢将背部向上拱起，低头注视大腿的位置，感受背部伸展，保持3~5次呼吸。配合呼吸，重复练习5~8次。

猫式
单臂穿越

1. 膝盖触地，双膝打开与肩同宽，双手手掌撑在瑜伽垫上。

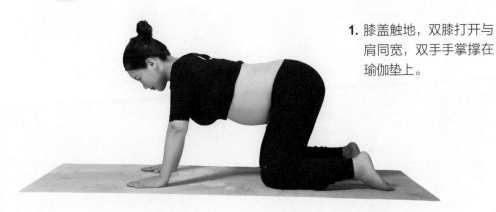

2. 吸气，找到身体重心，呼气，左手撑地，右手臂从左手臂下穿过，身体重心随之向右倾斜，头向左转。左右轮换，重复动作 4 次。

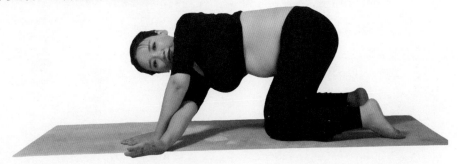

姿势
指导

　　跪姿时，如果孕妈妈觉得肚子有压迫感，可以稍拉宽两膝间距离，使腹部自然下垂，孕妈妈舒服了胎宝宝也会感到舒适。

饮食配合，运动更有效

吃些"开心"的食物，缓解精神压力

因为精神压力也可能导致孕期腰背疼痛，此时孕妈妈吃些"开心"食物如香蕉、葡萄柚等，再配合运动，有利于改善心情，缓解腰背痛。

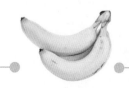

香蕉

所含的生物碱、钾可帮助大脑制造血清素，减少产生精神抑郁的可能。

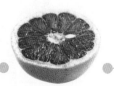

葡萄柚

富含维生素C，能增强新妈妈的抵抗力；气味芳香，有助于身体制造多巴胺、去甲肾上腺素等愉悦因子。

调养食谱

香蕉冰糖水

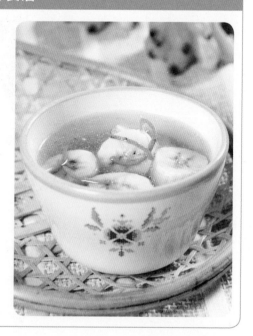

材料 香蕉1根。

调料 陈皮、冰糖各适量。

做法

1. 将香蕉去皮，切成段备用。
2. 将陈皮用温水浸泡，再用清水洗净，切成丝，放入砂锅内，加适量清水，大火烧开。
3. 放入香蕉段，再次烧沸后，转小火继续煲15分钟，加冰糖煮化即可。

腿抽筋

孕期腿抽筋的原因

腿抽筋是孕中期常见的一种不适症状，引起腿抽筋的原因有很多，比如着凉、肌肉疲劳、小腿局部血液循环不良、缺钙等。

如果是因为肌肉疲劳、血液循环不良引起的腿抽筋，可以通过适当运动进行改善；如果确定是由于缺钙引起的腿抽筋，那么就必须要补钙。尤其是到了孕晚期，胎宝宝的骨骼发育需要大量的钙，如果饮食补充不足，那么胎宝宝会和孕妈妈抢钙，造成孕妈妈发生骨质疏松等症。

快速缓解腿抽筋的方法

在户外活动时如果发生小腿抽筋，可以把腿绷直，然后翘起大脚趾，很快就能缓解。但是如果腿抽筋症状没有缓解，可以尽量使小腿蹬直、肌肉绷紧或局部按摩小腿肌肉，都可以缓解抽筋、疼痛的症状。

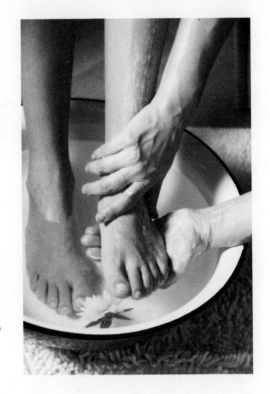

另外，腿抽筋一般容易发生在夜里，睡觉前用温水泡脚或者热敷小腿，哪怕是夏天，也不让小腿吹到风或冷气，采用侧卧姿势，将脚部稍微抬高。睡前，将脚趾向上伸展几次，有助于舒展小腿后侧的肌肉，孕妈妈不妨试一下。

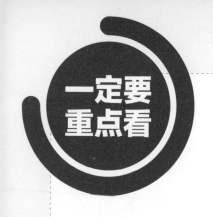

一定要
重点看

伸展运动：改善疲劳引起的腿抽筋

随着胎宝宝的长大，特别是到孕晚期，孕妈妈的身体负担加重，易出现疲劳而引起腿抽筋，做一些伸展运动可帮孕妈妈减轻和改善这些不适感。同时，还能锻炼腰腹、大腿等部位的肌力，增强腰部支撑力，缓解内脏器官压力，为生产做准备。

第1组

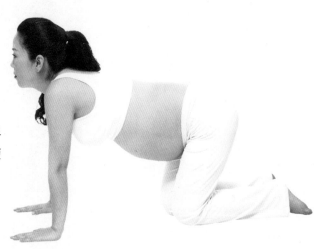

1. 孕妈妈双膝着地，双手掌心朝下撑于地上，使身体呈卧弓式。

🔵 **马大夫**特别叮咛

由于孕期孕酮会刺激松弛素的分泌，会使韧带肌肉松弛，如果孕妈妈感觉到手腕或脚踝酸胀、用不上力，就不要做这个动作了。

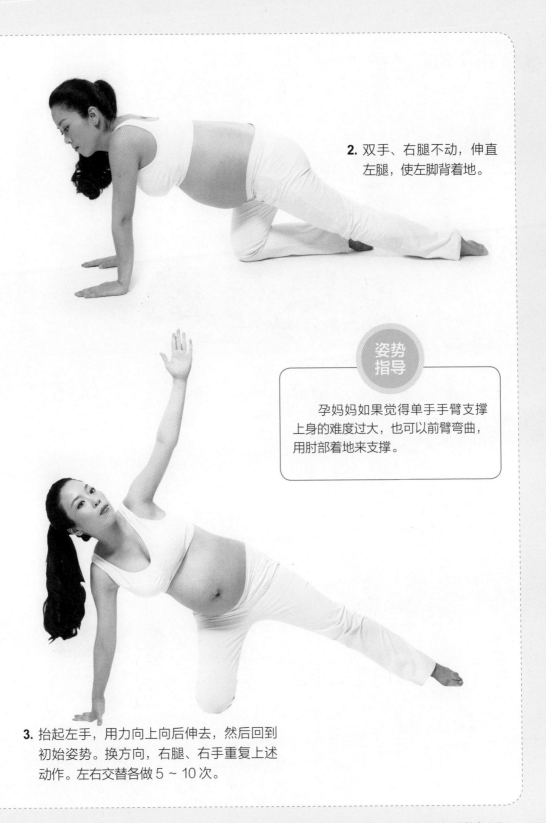

2. 双手、右腿不动，伸直
左腿，使左脚背着地。

**姿势
指导**

孕妈妈如果觉得单手手臂支撑
上身的难度过大，也可以前臂弯曲，
用肘部着地来支撑。

3. 抬起左手，用力向上向后伸去，然后回到
初始姿势。换方向，右腿、右手重复上述
动作。左右交替各做 5 ~ 10 次。

第 2 组

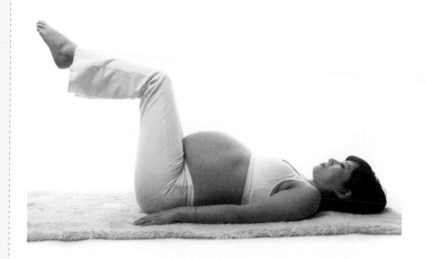

1. 孕妈妈平躺在床上或瑜伽垫上，双臂自然放在身体两侧，小腿抬起，使小腿、大腿和上半身形成一个阶梯形。

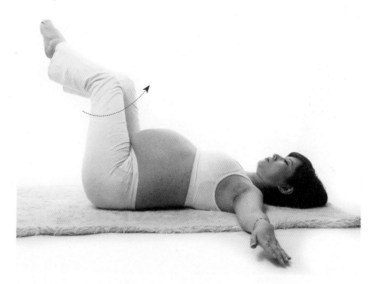

2. 双臂张开呈 180 度不动，以腰部为基点，使小腿慢慢向右侧压去，注意不要使腿部着地，保持 2 ～ 3 秒，然后慢慢恢复到原位。

3. 小腿慢慢向左侧压去，保持 2 ~ 3 秒，
   然后慢慢恢复到原位。两侧动作交替重
   复 5 ~ 10 次即可。

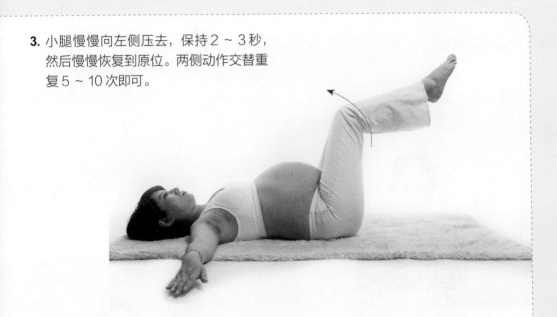

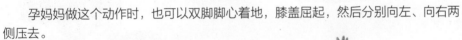

姿势
指导

　　孕妈妈做这个动作时，也可以双脚脚心着地，膝盖屈起，然后分别向左、向右两
侧压去。

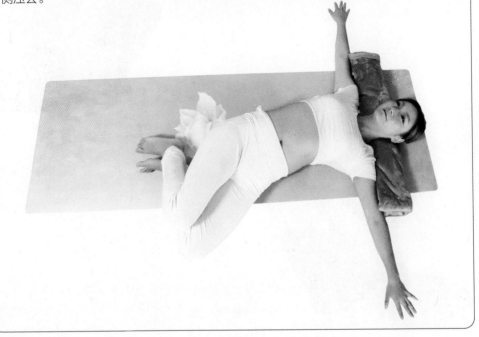

坐姿抬腿：促进腿部血液循环，防止腿抽筋

怀孕后，孕妈妈免不了会出现各种各样的症状与问题，腿抽筋就是其中之一，特别是在夜间很容易发生，给孕妈妈造成了很大的困扰。这组运动可以促进腿部血液循环，防止腿抽筋，还能锻炼骨盆，帮助分娩。

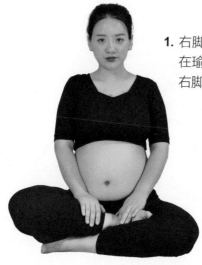

1. 右脚上左脚下，盘腿坐在瑜伽垫上，双手放在右脚踝处。

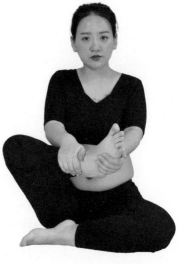

2. 双手握住右脚，慢慢向上抬起，尽量抬至肩膀高度或不能再抬高时，保持3～5秒，做1～2次深呼吸。

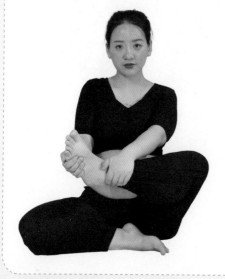

3. 恢复到盘腿坐姿，左脚上右脚下，休息2～3秒，抬起左脚重复动作。双侧交替重复5～10次。

饮食配合，运动更有效

多吃高钙食物可缓解腿抽筋

如果确定是由于缺钙引起的腿抽筋，那么就必须要补钙。尤其是到了孕晚期，胎宝宝的骨骼发育需要大量的钙，如果饮食补充不足，那么胎宝宝会和孕妈妈争夺钙，造成孕妈妈骨质疏松等症状。

牛奶、酸奶、奶酪是孕妈妈补钙首选，它们是所有食物里钙吸收最好的，另外海米、虾皮、鱼类和贝类等钙含量也较高，大豆、豆腐干、坚果、芝麻酱、紫菜等也是钙的重要来源。要注意的是，虾皮中的钙含量虽然很高，但虾皮含盐多，吃多了容易导致盐分摄入过多。所以吃虾皮之前一定要先泡一泡，尽量洗去盐分，也可以用虾皮调味、煮汤或拌馅，同时减少用盐量。

通过饮食和晒太阳补充维生素 D

维生素 D 能促进人体对钙质的吸收，避免因为缺钙出现腿抽筋。平常要注意吃些海鱼、动物肝脏、蛋黄、瘦肉、奶制品等。除了通过食物来补充维生素 D 之外，更应该通过晒太阳的方式补充维生素 D，以达到促进钙吸收的目的。

摄入足量的钾和镁可缓解腿抽筋

孕妈妈的身体缺钾和镁也有可能导致腿抽筋，摄入足够的钾和镁能够帮助孕妈妈防治肌肉痉挛。富含钾或镁的食物有香蕉、紫菜、海带、油菜、土豆、谷类等。其中，富含镁的紫菜被誉为"镁元素宝库"，富含钾的香蕉还含有能让人开心的泛酸，对长期精神紧张也有不错的缓解效果。

维持电解质平衡能缓解腿抽筋

如果在炎热的夏天，或者孕妈妈活动量较大导致大量出汗时，体内液体和电解质大量丢失，代谢物堆积，肌肉局部的血液循环不好，也容易发生腿抽筋的现象。需要及时补充液体，帮助身体保持充足的钠、钾、镁、钙等矿物质和水分。

虾皮烧冬瓜

材料 虾皮 10 克，冬瓜 300 克。

调料 盐少量。

做法

1. 将冬瓜洗净，削皮，切小块；虾皮用水稍洗一下。

2. 锅内倒入适量油，待油烧热时，下冬瓜块翻炒，待冬瓜变色后，加入虾皮和盐，略加清水，搅匀，盖上锅盖，大火煮沸后转小火烧透入味即可。

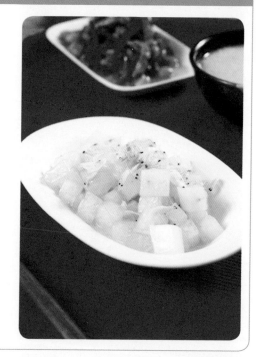

海带肉卷

材料 泡发海带、猪瘦肉馅各 100 克，豆腐、鲜香菇各 50 克。

调料 盐 3 克，酱油、水淀粉、淀粉各 10 克，葱末、姜末、香油、香菜梗各 2 克。

做法

1. 泡发海带洗净，切大片；鲜香菇洗净，切粒；豆腐碾碎，加肉馅、葱末、姜末、香菇粒，放酱油、盐、水淀粉、香油调味；香菜梗稍烫。

2. 将海带铺平，撒淀粉，酿上肉馅卷成卷，扎上烫好的香菜梗，上笼蒸熟，将原汁勾芡浇在上面即可。

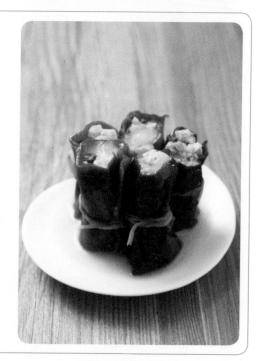

胸闷气短

胸闷气短的原因

怀孕晚期，子宫被撑大，对膈肌产生压迫，因此心脏和肺部受到挤压，孕妈妈会出现胸闷气短的感觉。正常情况可以通过运动配合呼吸得到缓解，但是如果特别难受，就要去医院检查。

按摩内关穴帮助缓解胸闷

中医认为按摩内关穴有助于增强心脏的功能，缓解胸闷。一只手的拇指稍用力向下点压对侧手臂的内关穴，保持压力不变，继而旋转揉动，以产生酸胀感为度。

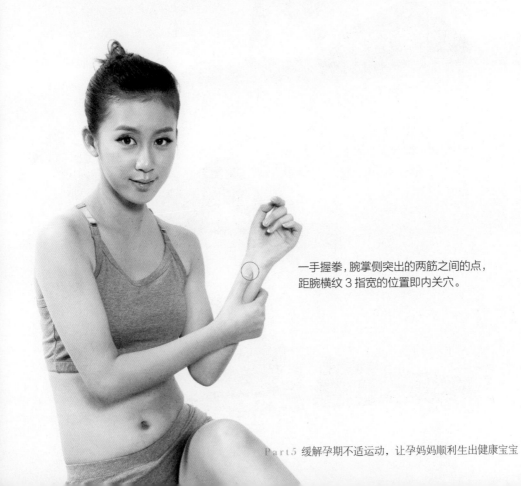

一手握拳，腕掌侧突出的两筋之间的点，距腕横纹 3 指宽的位置即内关穴。

威尼斯海滩式：打开胸腔，缓解胸闷气短

威尼斯海滩式运动可扩展胸腔，让呼吸更顺畅，为胎宝宝带来更多氧气，能更好地促进胎宝宝大脑及身体的生长发育，还能舒缓肩背、双臂，缓解疲劳。

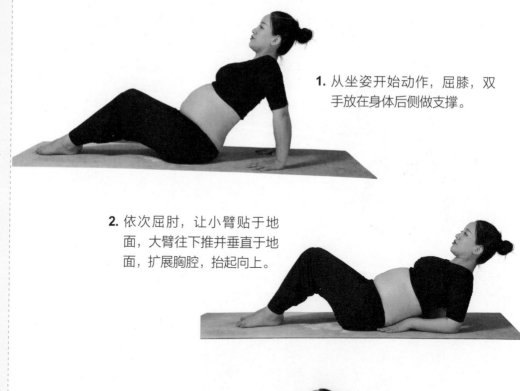

1. 从坐姿开始动作，屈膝，双手放在身体后侧做支撑。

2. 依次屈肘，让小臂贴于地面，大臂往下推并垂直于地面，扩展胸腔，抬起向上。

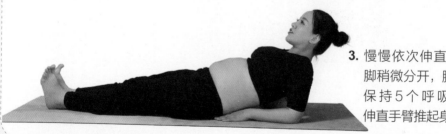

3. 慢慢依次伸直双腿，双脚稍微分开，脚尖回勾，保持5个呼吸。屈膝，伸直手臂推起身体还原。

背后扣手运动：缓解胸闷和肩颈不适

做背后扣手运动有助于增加肺活量，缓解胸闷状况，还能缓解孕妈妈因肩颈部长期处于紧张状态而出现的肩颈部不适。

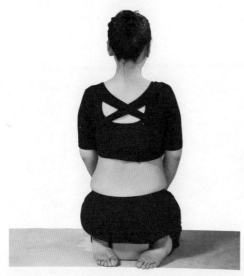

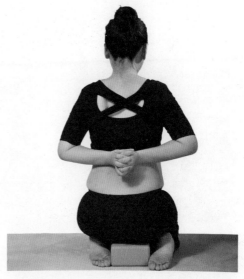

1. 金刚跪坐，双膝并拢，小腿分开，脚踝内侧放一个瑜伽砖，臀部坐于瑜伽砖上，挺直腰背，双手分别放在膝盖上。

2. 双手从腰两侧背后，十指相扣，保持微屈肘部，上提胸腔，肩胛内收，缓缓伸直手臂，保持 3 ~ 5 秒后还原到初始姿势。

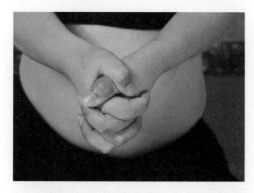

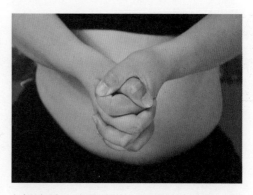

3. 双臂相扣手指位置互换，保持微屈肘部，上提胸腔，肩胛内收，缓缓伸直手臂，保持 3~5 秒后还原。

饮食配合，运动更有效

选对食物滋养心肺

　　孕妈妈因为子宫增大挤压到心肺而引起胸闷气短，这期间可以吃一些养心润肺的食物增强心肺功能，在一定程度上也有助于缓解孕妈妈的不适症状。

　　中医认为，红色食物可养心，苦味食物可入心，因此养心可多吃红色食物、苦味食物，如红豆、苦瓜等。而一些有养阴生津功效的食物，比如芝麻、蜂蜜、梨、银耳、萝卜、绿叶菜等，有很好的润肺作用。

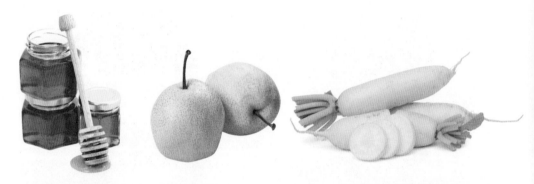

调养食谱

胡萝卜炒木耳

材料　胡萝卜150克，水发木耳50克。

调料　料酒10克，姜末5克，盐3克。

做法

1. 将胡萝卜洗净，切成丝；木耳洗净，撕片。

2. 锅中放少量油，中火烧至六成热时，用姜末爆锅，烹入料酒，倒入胡萝卜丝、水发木耳煸炒几下，加入少许清水稍焖，待胡萝卜丝烂熟后，用盐调味，翻炒均匀即可。

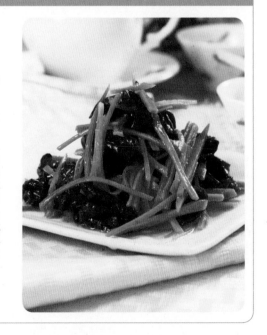

失眠

孕期失眠的原因

生理原因

由于怀孕期间身体激素水平的变化、胎宝宝的快速发育等，孕妈妈一时无法适应而导致失眠。

身体不适

怀孕期间，日益增大的子宫会压迫孕妈妈的膀胱而出现尿频；还有的孕妈妈会出现抽筋症状，大部分抽筋都在夜间，也容易引起失眠。

饮食习惯改变

由于妊娠反应，孕妈妈的饮食习惯会发生改变，吃得过多或者过少都会引发肠胃不适，造成身体不舒服，自然睡不好。

心理原因

孕期各种紧张、焦虑、担忧等情绪引起失眠。

应对失眠小妙招

有些孕妈妈到了孕中期会出现失眠，可以通过一些小妙招进行缓解：

1. 为自己创造一个良好的睡眠环境。

2. 睡前2小时内不要吃不易消化的食物，如易产气的红薯、圆白菜，肉制品等也应尽量避免。

3. 睡前半小时喝一杯牛奶。

4. 睡前可以适当听听音乐、散散步，定时上床睡觉。

5. 每天晚上洗个温水澡或用热水泡脚。

6. 最好能保持左侧卧的习惯，以促进血液回流，减轻心脏负担，提高睡眠质量。

7. 放松心情，白天适当进行如散步、做孕妇操等运动，也可减轻紧张情绪，提高睡眠质量。

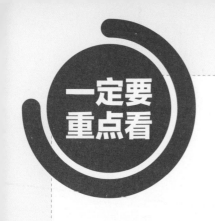

一定要
重点看

扶椅展身：伸展四肢、减压放松

做一些全身的舒展运动，有助于全身放松、缓解精神压力，还可以帮助孕妈妈缓解脊椎的紧张感，减轻孕期四肢酸痛等不适。

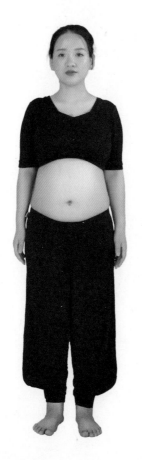

1. 孕妈妈自然站立，与身体右手边相隔约一臂的距离放一把椅子，椅面朝向自己。

姿势指导

如果手臂有力量，足以支撑身体，也可把椅子换成三块摞在一起的瑜伽砖，然后将整个前臂放在瑜伽砖上作为支撑做相同的动作。

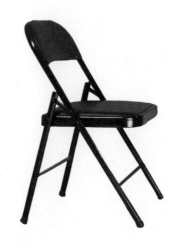

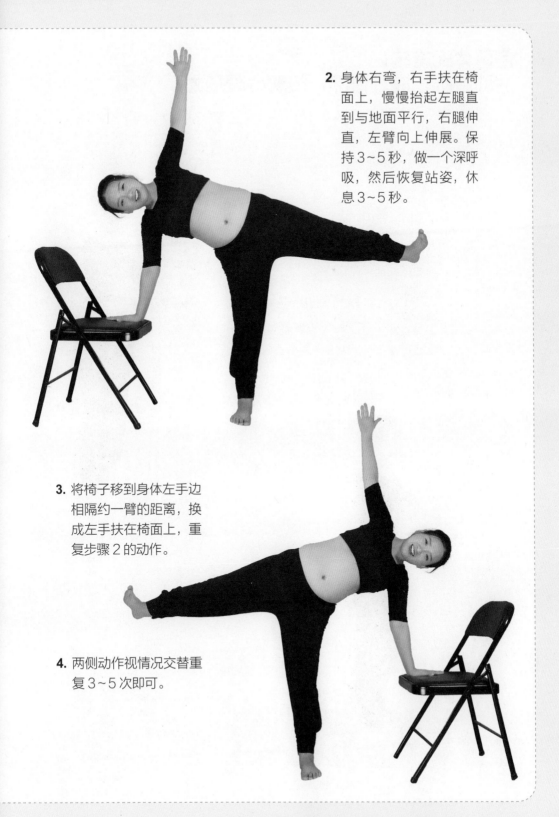

2. 身体右弯，右手扶在椅面上，慢慢抬起左腿直到与地面平行，右腿伸直，左臂向上伸展。保持3~5秒，做一个深呼吸，然后恢复站姿，休息3~5秒。

3. 将椅子移到身体左手边相隔约一臂的距离，换成左手扶在椅面上，重复步骤2的动作。

4. 两侧动作视情况交替重复3~5次即可。

芭蕾体式旋转：
活动腰肌，提升臀部，缓解心理压力

　　孕妈妈跳几个芭蕾体式的小运动，有助于活动腰部肌肉，提升臀部，美化孕妈妈的腿部线条，舒展肩臂肌肉。同时伴着悠扬的音乐，还有助于安抚孕妈妈的情绪，缓解孕妈妈的心理压力，改善产前焦虑。

1. 找一个稍高于腰部的支撑物，如高背椅子、单杠等（不限于这些辅助工具，只要稳定性好，方便找到即可）。

2. 孕妈妈双手扶住辅助工具站立，双脚并拢，先将重心移到右腿。

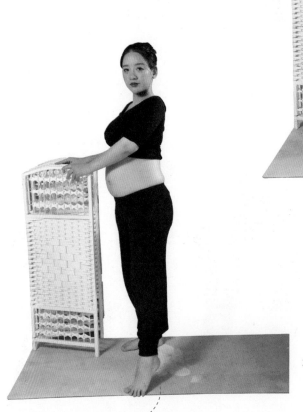

3. 左腿慢慢向旁侧打开，绷脚背，脚尖离开地面。

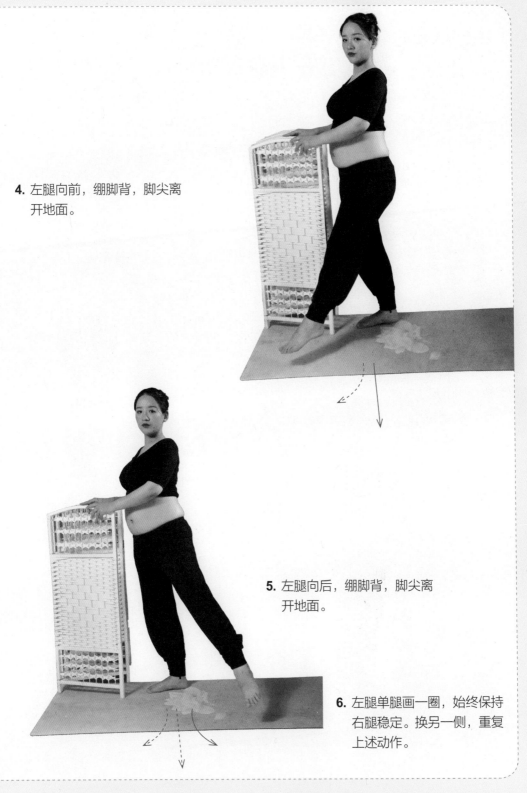

4. 左腿向前，绷脚背，脚尖离
开地面。

5. 左腿向后，绷脚背，脚尖离
开地面。

6. 左腿单腿画一圈，始终保持
右腿稳定。换另一侧，重复
上述动作。

饮食配合，运动更有效

足够的 B 族维生素可改善失眠症状

增加 B 族维生素的摄入，可改善脑神经营养供应不足所引起的失眠症状。

维生素 B_1	参与体内糖代谢，提供脑神经充足的营养。维生素B_1是维持神经系统，特别是中枢神经系统不可缺少的营养成分，可消除脑疲劳和全身乏力。富含维生素B_1的食物有：燕麦、花生、猪肉、牛奶等。
维生素 B_6	是氨基酸在代谢利用过程中的重要辅助元素，具有合成血红蛋白、稳定情绪的功能，能缓解失眠。富含维生素B_6的食物有：动物肝脏、大豆、糙米、鸡蛋、燕麦、花生、核桃等。
烟酸	可参与体内生物氧化还原反应，对维持机体新陈代谢不可缺少，对神经衰弱及失眠有一定辅助治疗作用。可缓解全身乏力、烦躁、抑郁、健忘等症。富含烟酸的食物有：牛肉、羊肉、猪肉、鱼肉、花生、小米等。

钙和镁并用，天然的放松剂

如果孕妈妈频繁失眠多梦，可能提示你要补钙了，钙不仅是骨骼生长必不可少的元素，也是重要的神经递质。缺钙时会影响大脑神经元的正常代谢，引起神经兴奋性增加致使无法入睡。选择含有适量维生素 D 的钙剂，钙吸收的效果会翻倍。

晚餐不要吃太饱

晚餐吃太多，饱腹感过强，甚至会胀气，错过最佳睡眠时间就容易导致睡眠质量差或者整夜不眠。

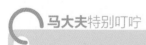 马大夫特别叮咛

孕期失眠慎用药物

调理失眠应慎用药物，多采用心理引导，要积极引导孕妈妈转变和适应目前的怀孕状态，从对外界的高度关注转变到对即将为人母的幸福感的体验上来。

鳝鱼小米粥

材料 小米 100 克，鳝鱼 80 克。

调料 盐 4 克，姜丝、葱花各少许。

做法

1. 小米淘洗干净；鳝鱼去头和内脏，洗净，切段。

2. 锅置火上，倒入适量清水煮沸，放入小米煮约 15 分钟，放入鳝鱼段、姜丝，转用小火熬至粥黏稠，加盐、葱花调味即可。

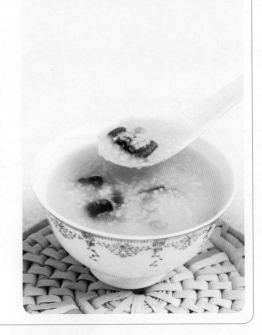

百合莲子红豆粥

材料 糯米、红豆各 50 克，莲子 30 克，干百合 15 克。

调料 白糖 5 克。

做法

1. 糯米、红豆分别洗净，用水浸泡 4 小时；莲子洗净，去心；干百合洗净，泡软。

2. 锅置火上，加适量清水煮沸，放入红豆煮至七成熟，再把糯米、莲子放入锅中，用大火煮沸，转小火熬 40 分钟，放入百合煮至米烂粥稠，加入白糖调味即可。

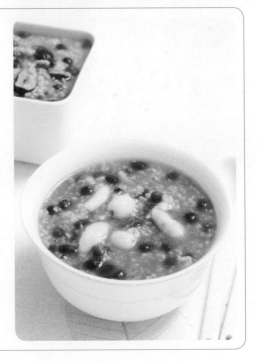

水肿

孕期水肿的原因

子宫增大压迫下肢血管

孕期子宫逐渐变大，下肢血管受到压迫，影响下肢静脉回流，从而导致水肿。

雌激素分泌增多

内分泌功能发生变化，雌激素分泌增多，体内水钠潴留较多，也是引起孕期水肿的原因之一。

血液稀释

孕期血液稀释，血容量增加，但红细胞增加的幅度不如血浆增加的幅度大，血液相对稀释，血浆渗透压降低，使血流中的水分容易渗透到组织间液中，从而造成水肿。

警惕异常水肿

孕期偶尔的水肿是正常现象。如在妊娠晚期只是脚部、手部轻度水肿，无其他不适，可以通过适当运动和饮食调理得到缓解。

通常晚上水肿更重一些，经过一夜睡眠便会有所减轻。

如果早上醒来水肿仍然明显，且整天都不见消退，或是发现脸部和眼睛周围都肿了，手也肿得很厉害，或者脚和踝部突然严重肿胀，一条腿明显比另一条腿水肿得厉害，最好尽快就医，因为这可能是合并了妊娠高血压综合征，会对母胎产生很大的危害。

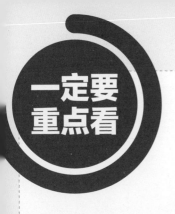
摇动手腕：预防并缓解手部水肿

摇动手腕可以锻炼前臂及手腕部位的肌肉，促进血液循环，预防并缓解孕晚期易出现的手腕疼痛、水肿。

第1组

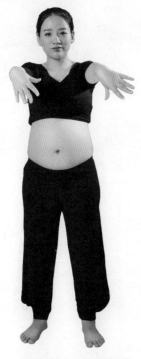

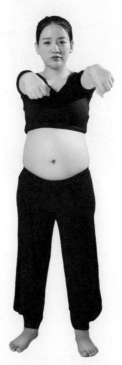

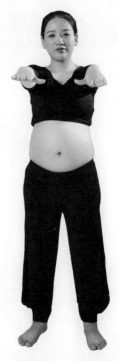

1. 孕妈妈取坐姿或站姿，双臂平伸于胸前，双手五指分开，指尖朝下，左右摇摆双手10次，放下手臂，休息2～3秒。

2. 再次伸直双臂，双手自然握拳，左右摇摆双手10次，放下手臂，休息2～3秒。

3. 放开拳头，双手五指用力伸开，然后上下翻转手掌、手背5～10次。

第2组

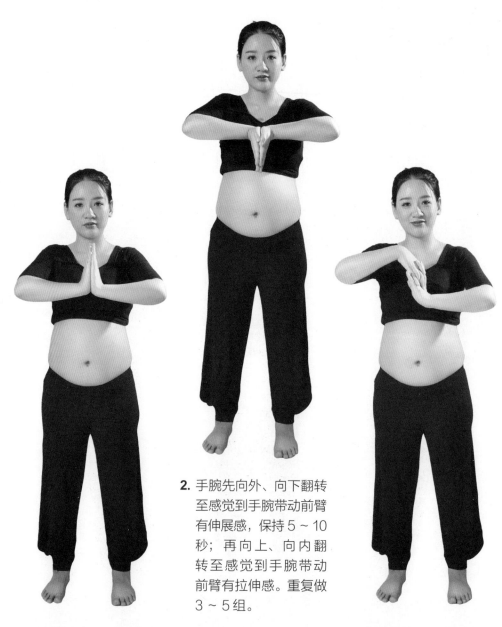

2. 手腕先向外、向下翻转至感觉到手腕带动前臂有伸展感，保持5～10秒；再向上、向内翻转至感觉到手腕带动前臂有拉伸感。重复做3～5组。

1. 站姿或坐姿，双手在胸前合十，保持小臂与地面平行。

3. 十指交握，手腕带动双手呈波浪状来回活动。重复做3～5组。

环旋手腕：缓解手腕酸痛

环旋手腕可以帮助活动手腕部的肌肉，促进血液循环，缓解手腕水肿现象。还能活动肩颈部的肌肉，缓解肩颈不适。

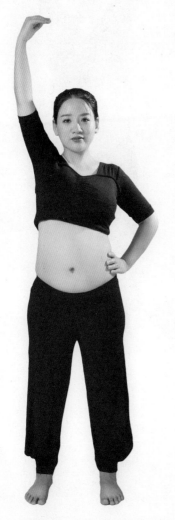

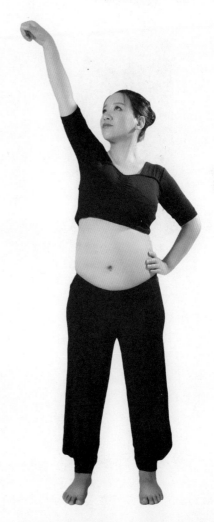

1. 孕妈妈取站姿或坐姿，左手叉腰，右臂伸直上举，手腕放松，掌心朝下，五指呈自然花苞状态。

2. 旋转右手腕，使掌心朝右外侧旋转，轻轻摇转，环旋 30 ~ 50 次。旋转次数根据自身感受而定，不要勉强。

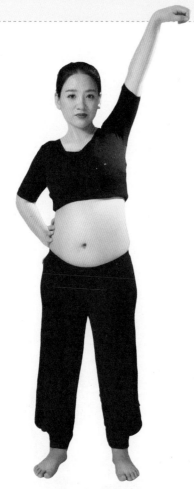 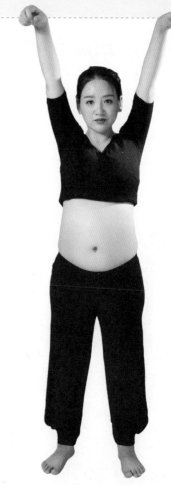

3. 换右手叉腰，向上伸直左臂，旋转左 手腕30～50次。

4. 两手同时向上伸直，双手腕同时环旋 30～50次。

⌒ **马大夫**特别叮咛

1. 注意手腕部保暖

　　孕妈妈平时洗手、洗脚和洗脸注意使用温水，避免接触凉水，更不要用凉水洗衣服等。

2. 热姜水泡手掌和指根

　　有一个缓解手腕疼痛的小方法，孕妈妈可以尝试一下：用热姜水泡手掌和指根，有助于把指关节中的寒气驱走，因为姜有驱寒的作用。

3. 不要过于劳累

　　孕妈妈出现手腕、手指疼痛时，一定要注意休息，一些不是必须由孕妈妈来做的事情，可以让家人帮助分担。

手掌推墙：缓解手腕不适

手掌推墙通过"施压－放松"来锻炼腕部肌肉，而且随着身体的配合，进而锻炼手臂、肩背肌肉群，让身体得到放松。该组动作还可促进腕部血液循环，缓解手腕疲劳。

第1组

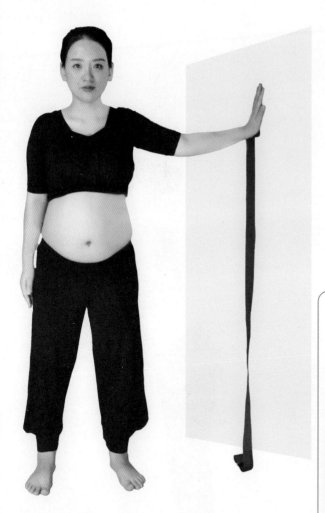

1. 孕妈妈取站姿，伸出左手五指张开推墙（手腕下方放个卷状瑜伽带），感受手腕下方有个力量向墙延展，保持20秒。

2. 换另一侧，用右手掌推墙，重复动作。

姿势指导

卷状瑜伽带：艾扬格标准瑜伽带，用带尾部卷，不用卷太厚，卷一两卷就好，将卷好的瑜伽带横放在手腕根部。

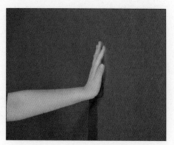

第2组

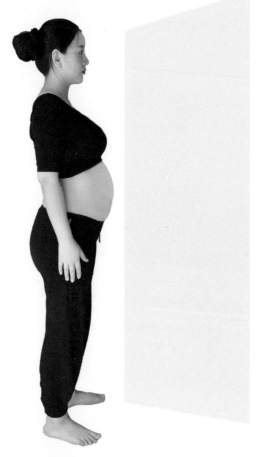

1. 距离墙壁一步远的位置，
取站姿。

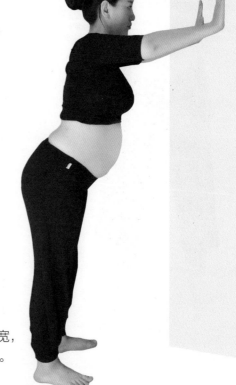

2. 双手分开与肩同宽，
双手支撑在墙壁上。

姿势
指导

注意肩部前压时，用力
不可过大，以免造成拉伤。

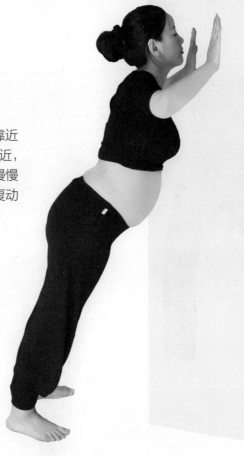

3. 双脚不动，屈肘，肘关节靠近
身体，身体向墙的方向靠近，
但不要完全贴靠在墙上。慢慢
伸直手臂，身体还原。重复动
作3~5次即可。

⌒ **马大夫**特别叮咛

　　职场孕妈妈如果工作中经常使用电脑，手腕酸麻、肿胀的感觉会越来越强烈。所以，
建议孕妈妈在电脑前工作一段时间，就起来找一面墙壁做一遍这套动作，不仅是手腕，
整个身体都会有种放松的舒畅感。

站立抬腿：改善腿部水肿

孕晚期，孕妈妈的肚子更大了，对下肢的压力增大，有的孕妈妈会出现水肿的情况。增加腿部锻炼，可以促进下半身的血液循环，改善不适感。

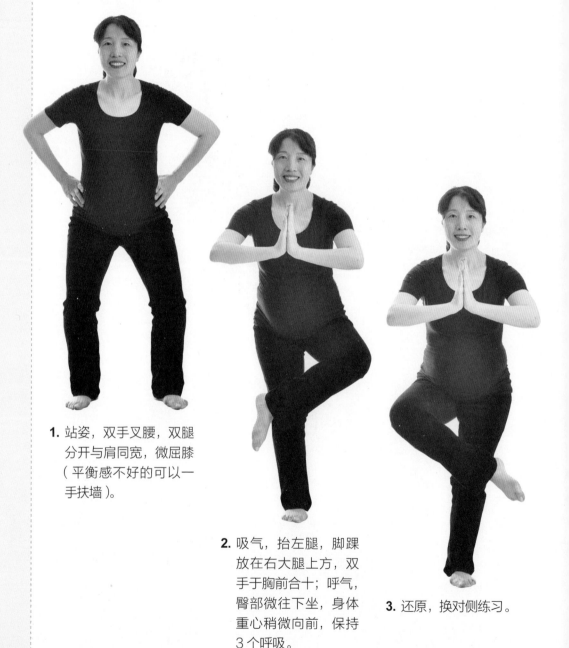

1. 站姿，双手叉腰，双腿分开与肩同宽，微屈膝（平衡感不好的可以一手扶墙）。

2. 吸气，抬左腿，脚踝放在右大腿上方，双手于胸前合十；呼气，臀部微往下坐，身体重心稍微向前，保持3个呼吸。

3. 还原，换对侧练习。

伸展四肢：改善静脉曲张和水肿

1. 平躺，右腿伸直，左腿屈膝，左臂向上伸出，右臂自然地放在身体右侧。

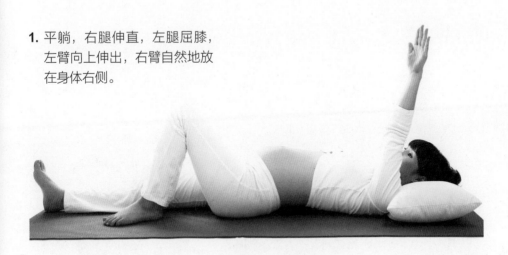

2. 开始进行腹式呼吸，长长地吸一口气，在呼气的时候双臂和双腿的姿势分别互换，重复5~10次。

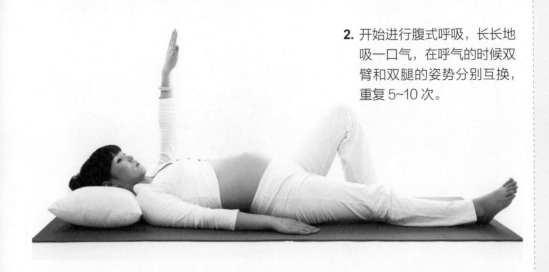

侧抬腿运动：促进腿部血液循环，改善水肿

这一组运动可以帮助孕妈妈促进腿部血液循环，改善腿部水肿，还能活动腰部，使腰部肌肉更有力量。

1. 孕妈妈在垫子上左侧卧，双膝微屈，左手支撑头部，右手自然放在右膝盖处。

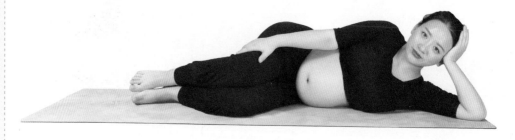

2. 抬起右腿，尽量抬起右膝与头部同高，右手食指和中指抓住右侧小脚趾。

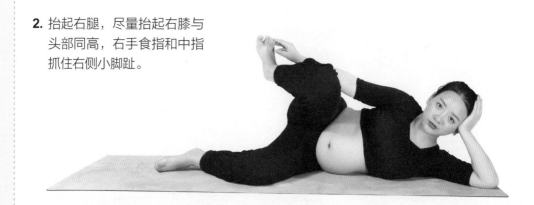

3. 慢慢伸直右腿，直到不能伸展为止，保持3~5秒，做深呼吸。恢复左侧卧姿，休息2~3秒，重复上述动作5~8次。换右侧卧重复动作。

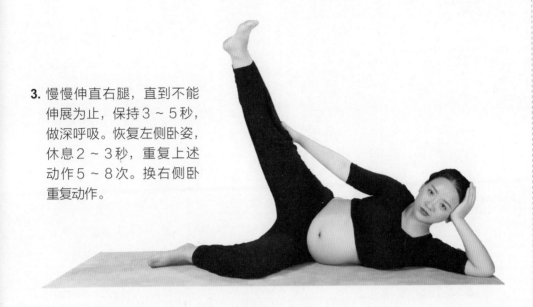

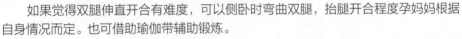

如果觉得双腿伸直开合有难度，可以侧卧时弯曲双腿，抬腿开合程度孕妈妈根据自身情况而定。也可借助瑜伽带辅助锻炼。

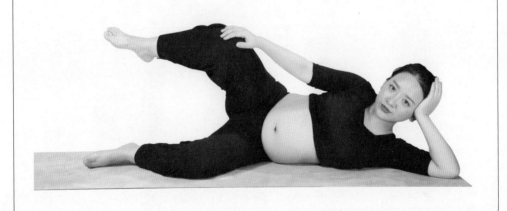

饮食配合，运动更有效

从孕期开始少吃盐

饮食过咸会加重水肿，因此建议孕妈妈从孕期开始要低盐饮食。正常人每天的食盐摄入量应小于 6 克，孕妈妈可以小于 5 克，而对于孕前就有高血压的孕妈妈来说，更要减少食盐用量。减少吃盐不仅要控制饮食中的烹调用盐，还应留意一些食物中的隐形盐，如酱油、榨菜、咸鸭蛋、挂面、饼干、蛋糕中都暗含盐。

补充足够的蛋白质

每天一定要保证足够的肉类、蛋类、奶类、大豆及豆制品等富含优质蛋白质的食物，有助于缓解水肿。

适当吃利尿食物

孕妈妈可以每天多进食具有利尿作用的食物，如红豆、鲫鱼、冬瓜、西瓜等，以缓解水肿症状。每天多吃一些新鲜蔬果，蔬果中含有人体必需的多种维生素和矿物质，可以提高孕妈妈抵抗力，增强新陈代谢。

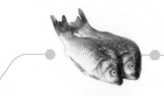

鲫鱼

鲫鱼有利尿消肿的作用，常吃可以补充蛋白质，消除水肿。

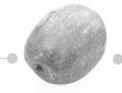

冬瓜

利尿消肿是冬瓜的主要功效，孕期水肿可以多用冬瓜做汤喝。

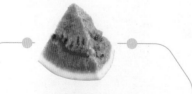

西瓜

西瓜含有大量的水分、维生素和膳食纤维，具有很强的利尿作用，能使盐分排出体外，减轻水肿。

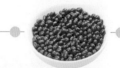

红豆

红豆含有丰富的钾元素，有助于排出体内多余盐分。红豆中含有的皂角苷具有很强的利尿作用。

红豆二米粥

材料 小米 50 克，大米 30 克，红豆 40 克。

做法

1. 红豆洗净，浸泡 2 小时，蒸 1 小时至红豆酥烂；小米、大米分别淘洗干净，浸泡 20 分钟。

2. 锅置火上，小米、大米倒入锅中，加适量清水，用大火煮沸，转小火熬煮 40 分钟成稠粥。将酥烂的红豆倒入稠粥中煮沸，搅拌均匀即可。

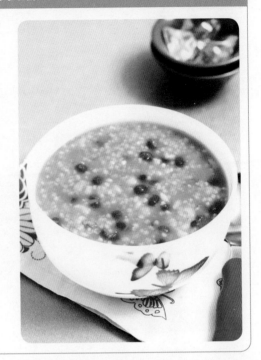

鲫鱼冬瓜汤

材料 鲫鱼 300 克，冬瓜 150 克。

调料 盐、葱段、姜片、香菜末、料酒各适量。

做法

1. 鲫鱼去鳞、鳃和内脏，洗净，控水；冬瓜去皮除子，洗净，切成薄片。

2. 锅置火上，放植物油烧热，先下葱段、姜片爆出香味，放入鲫鱼煎至两面微黄，加料酒，至酒香溢出时，加 3 大碗冷水煮沸。

3. 装入砂锅内，加冬瓜片，小火慢煨约 1 小时，至鱼汤呈奶白色，放入香菜末、盐调味即可。

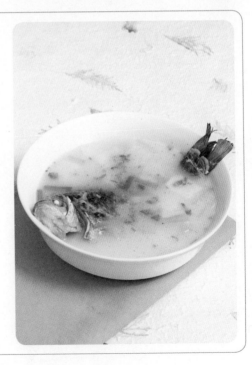

便秘

孕期便秘的原因

激素是孕期便秘的罪魁祸首

怀孕后，孕妈妈体内激素水平发生改变，使胃酸分泌减少、胃肠道蠕动减弱。吃进去的食物会滞留在胃肠道里，而食物中的水分被消化道重新吸收，粪便就变得又干又硬，导致便秘。

增大的子宫会压迫直肠

随着孕妈妈的子宫增大，会压迫到直肠，又因为怀孕使腹肌变得无力，导致排便时腹部没有足够的压力推动粪便排出，因此引起便秘。

便秘也可能影响胎儿发育

一般来讲，便秘不会危及胎宝宝，但是如果长期便秘，排便非常困难，排便时过于屏气用力，有可能会刺激子宫收缩，诱发流产或者早产。因此，长期便秘一定要引起重视。

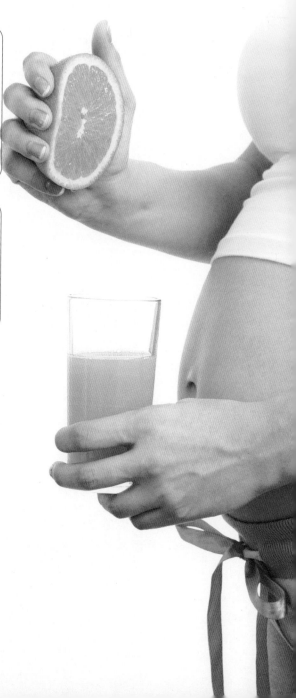

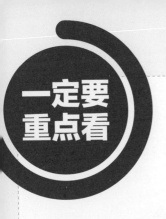

一定要重点看

波浪运动：促进肠胃蠕动

这一组动作有助于孕妈妈胃肠道蠕动，促进排便，改善便秘。还可以锻炼腰腹部和大腿根部肌肉，促进生产。

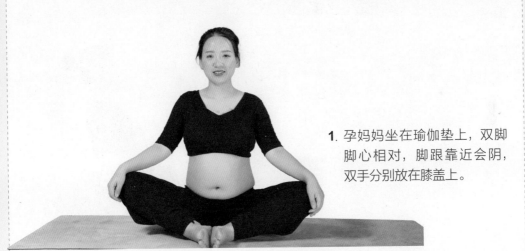

1. 孕妈妈坐在瑜伽垫上，双脚脚心相对，脚跟靠近会阴，双手分别放在膝盖上。

2. 身体下压，同时双手慢慢从膝盖处顺按到脚尖，保持 2～3 秒，做一次深呼吸。

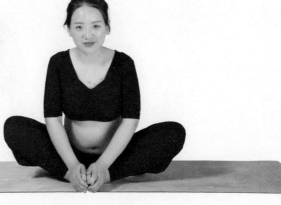

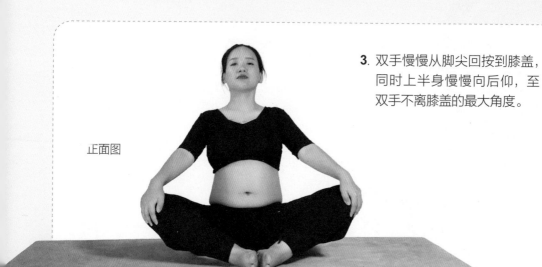

正面图

3. 双手慢慢从脚尖回按到膝盖，
同时上半身慢慢向后仰，至
双手不离膝盖的最大角度。

侧面图

马大夫特别叮咛

　　孕妈妈做这一动作时，也可借
助瑜伽球来完成，尤其是后仰动作
时，直接靠在瑜伽球上即可。

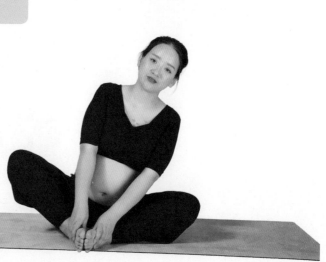

4. 慢慢恢复到坐姿，休息
2～3秒，然后使身体
重心分别向左右移动。
再次恢复坐姿，休息
2～3秒。重复整套动
作5～8次。

半莲花伸展：促排便，预防孕期便秘

　　这一套动作可帮助改善孕期消化不良和便秘，还可以缓解孕期膝关节压力。同时，帮助伸展腿部肌肉，舒展背部，让脊椎更有弹性和力量。

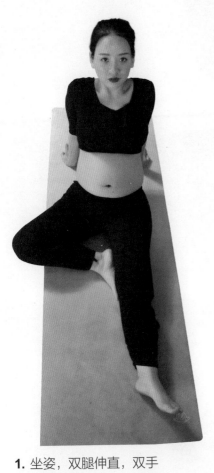

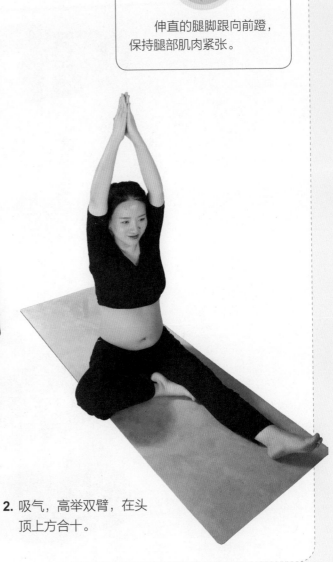

姿势指导

伸直的腿脚跟向前蹬，保持腿部肌肉紧张。

1. 坐姿，双腿伸直，双手自然撑在身后，然后屈右膝，将右脚放在左腿大腿根处。

2. 吸气，高举双臂，在头顶上方合十。

3. 呼气，向前伸直双臂，用双手去抓左脚掌（尽量抓住），吸气，挺直背部感受脊椎向上延展，保持3～5分钟。还原到初始坐姿，屈左膝做反向动作。

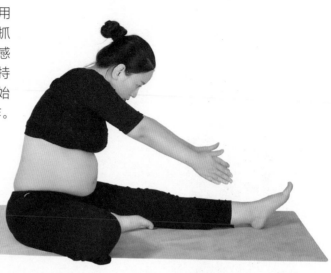

姿势指导

如果无法抓住脚掌，可以借助瑜伽带拉伸。

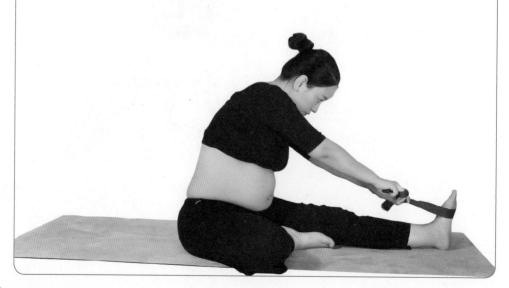

简易三角侧伸展：促进消化，缓解便秘

孕妈妈消化功能良好，可以帮助胎宝宝更好地吸收营养，利于胎宝宝健康成长。这套动作有助于孕妈妈促进消化和排泄，缓解便秘，还能强健脊椎，放松髋关节。

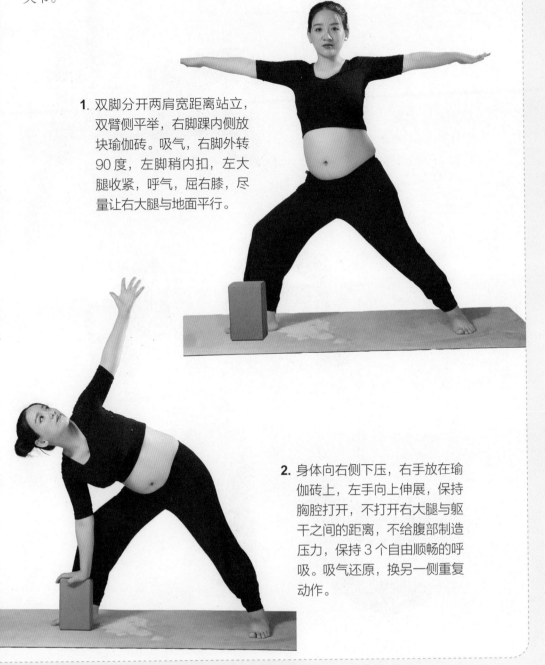

1. 双脚分开两肩宽距离站立，双臂侧平举，右脚踝内侧放块瑜伽砖。吸气，右脚外转90度，左脚稍内扣，左大腿收紧，呼气，屈右膝，尽量让右大腿与地面平行。

2. 身体向右侧下压，右手放在瑜伽砖上，左手向上伸展，保持胸腔打开，不打开右大腿与躯干之间的距离，不给腹部制造压力，保持3个自由顺畅的呼吸。吸气还原，换另一侧重复动作。

仰卧扭转：整体调整内脏器官

仰卧扭转不仅使内脏器官得到整体的调整，还有助于锻炼四肢的协调性及肌肉的张力。

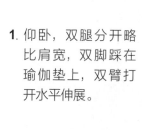

1. 仰卧，双腿分开略比肩宽，双脚踩在瑜伽垫上，双臂打开水平伸展。

2. 吸气，双膝同时向右扭转，头扭向左侧，呼气，同时还原。

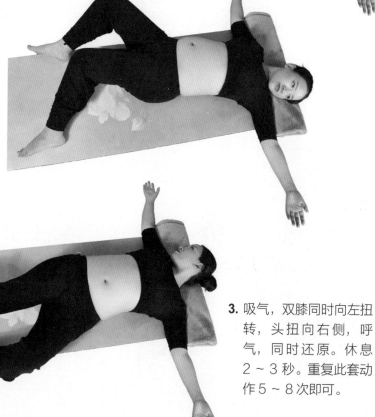

3. 吸气，双膝同时向左扭转，头扭向右侧，呼气，同时还原。休息2～3秒。重复此套动作5～8次即可。

饮食配合，运动更有效

粗细粮巧搭配，增加膳食纤维防便秘

精米、细面在加工处理时，会损失掉很多膳食纤维和B族维生素，孕妈妈日常饮食不要吃得过于精细，要粗细粮搭配食用。孕妈妈可选择全谷类食物，如全麦面包、全麦粉等。粗细粮搭配食用时，孕妈妈不需要将细粮全部换成粗粮，只要让粗粮的量占到主食总量的1/3就行，比如煲一锅杂粮粥，加点燕麦、小米、杂豆；做面食的时候，在面粉里掺点全麦粉。

经常吃点红薯、山药等薯类

红薯、山药、土豆等薯类食物含有丰富的B族维生素、维生素C、钾等，且膳食纤维的含量也比较高，孕妈妈可以经常吃点薯类食物，在补充多种营养的同时，还可促进胃肠蠕动、控制体重、预防便秘。孕妈妈每次摄入薯类的量宜在50～100克，并适当减少谷面主食的摄入量，最好采用蒸、煮、烤（烤箱）的方式，这样营养素损失少、含油脂少，更健康。

补充膳食纤维的同时一定要多喝水

孕妈妈在食用含膳食纤维丰富的食物后一定要多喝水，孕期宜每天喝1500～1700毫升的温水，这样才能发挥膳食纤维的功效。因为膳食纤维会吸收肠道内的水分，如果肠内缺水就会导致肠道堵塞，严重时还会引起其他肠道疾病。特别是有便秘症状的孕妈妈，补充膳食纤维的同时更需多喝水，否则便秘症状有可能加剧。

多喝些有营养、易消化的流食或半流食

稀饭、面汤、米汤、鸡蛋汤、蔬果汁等流食或半流食，都能帮助新妈妈通肠润便。但是将水果和蔬菜打汁饮用时最好不要过滤，否则会滤掉大部分的膳食纤维和维生素，应连同渣滓一起喝。

红薯大米粥

材料 大米100克，红薯150克。

做法

1. 红薯洗净，去皮，切小块；大米洗净，用水浸泡30分钟。

2. 锅内加清水烧开，加入大米，大火煮开后转小火煮20分钟，倒入红薯块熬煮，至米粒开花、红薯熟透即可。

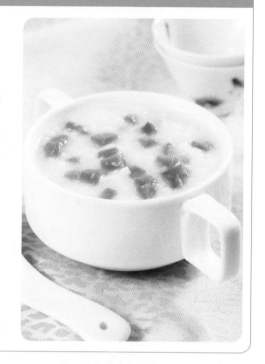

什锦糙米粥

材料 糯米、糙米各50克，胡萝卜、扁豆、菜花、猪瘦肉各30克，香菇2朵。

调料 高汤、盐各适量。

做法

1. 所有材料洗净，胡萝卜、扁豆、香菇切小丁，猪瘦肉切丝，菜花掰成小朵，糙米、糯米用清水浸泡4小时。

2. 锅内倒入高汤和适量清水烧沸，放入糙米、糯米，大火煮沸后，转小火继续煮30分钟，把剩下的材料一起放入锅中，煮至熟烂，加盐调味即可。

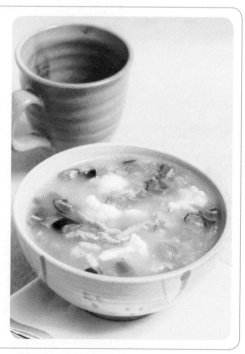

妊娠高血压

妊娠高血压的原因

妊娠高血压是孕妈妈特有的，只存在于孕期的一种高血压病。如果属于下面人群，就要格外警惕妊娠高血压。

1. 初产妇。

2. 孕妈妈年龄小于18岁或大于40岁。

3. 多胎妊娠。

4. 有妊娠高血压病史及家族史。

5. 孕前患慢性高血压。

6. 患慢性肾炎、糖尿病等疾病。

7. 营养不良及低收入。

8. 患红斑狼疮等自身免疫系统疾病。

妊娠高血压的症状主要以高血压、水肿、蛋白尿为主要表现：

水肿

体重异常增加是水肿的信号，特点是自踝部向上延伸的凹陷性水肿，休息后并不能缓解。水肿局限于膝以下为"+"，延及大腿为"++"，延及外阴和腹壁为"+++"，全身水肿或伴有腹水为"++++"。

蛋白尿

高血压出现在前，蛋白尿出现在后，24小时内尿液中蛋白质含量 ≥ 300毫克，或相隔6小时的2次随机尿液蛋白浓度为30毫克/升。

高血压

收缩压 ≥ 140毫米汞柱和（或）舒张压 ≥ 90毫米汞柱。舒张压不随情绪的变化而剧烈变化。

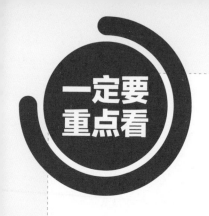

一定要
重点看

椅上小动作，帮助降血压

运动是辅助降压的一个很好的方法，利用一些零散时间做椅上小动作，解压又降压。

第1组

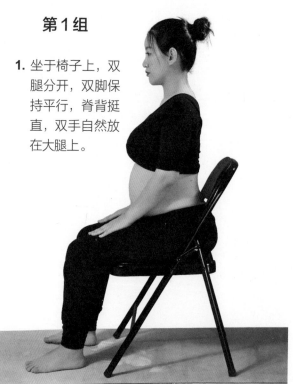

1. 坐于椅子上，双腿分开，双脚保持平行，脊背挺直，双手自然放在大腿上。

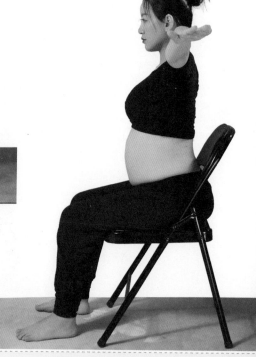

2. 吸气，双手侧平举打开，骨盆稳定，肩胛下沉，胸腔上提打开。

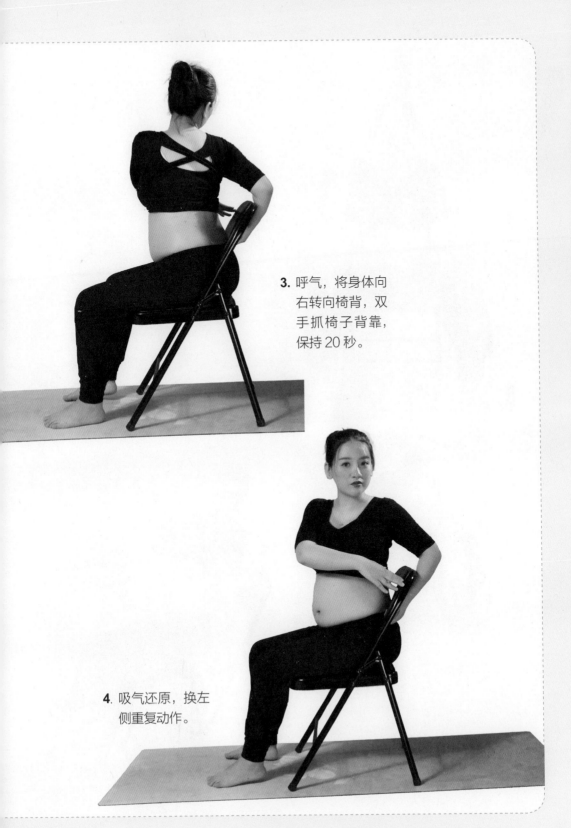

3. 呼气，将身体向
   右转向椅背，双
   手抓椅子背靠，
   保持 20 秒。

4. 吸气还原，换左
   侧重复动作。

第2组

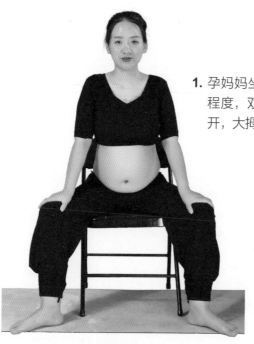

1. 孕妈妈坐在椅子上，双腿分开到最大程度，双脚踩在地面上，双手五指分开，大拇指朝内，放在大腿近膝盖处。

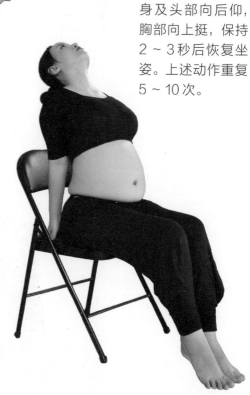

3. 双腿并拢，踮起脚尖，双手扶在椅面的后半部分，上半身及头部向后仰，胸部向上挺，保持2~3秒后恢复坐姿。上述动作重复5~10次。

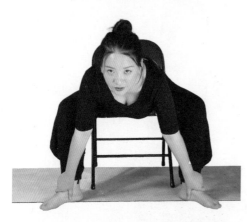

2. 孕妈妈身体向下压，双手按压双腿一路向下，直至脚踝处，保持2~3秒，并做深呼吸。然后双手慢慢向上按压双腿，身体随着向上，直至恢复坐姿。

摇摆骨盆：促进血液循环

这组运动有助于改善血液循环，增强物质代谢和营养代谢过程。还可以增加孕妈妈阴道肌肉的弹性，缩短分娩时间。

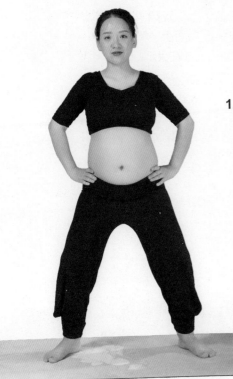

1. 孕妈妈呈站姿，双腿分开，双膝微屈，双手分别放于髋部两侧。双脚不动，髋部开始缓慢地、有节奏地前后摇摆各 5 ~ 10 次。

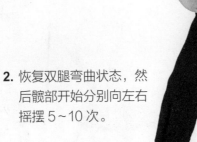

2. 恢复双腿弯曲状态，然后髋部开始分别向左右摇摆 5~10 次。

缓行下蹲运动：调节血液循环

这两组运动有助于调节血液循环，辅助降血压，还可以增加背、腰、腿部肌肉的力量，有助于自然分娩，缩短产程。

第1组

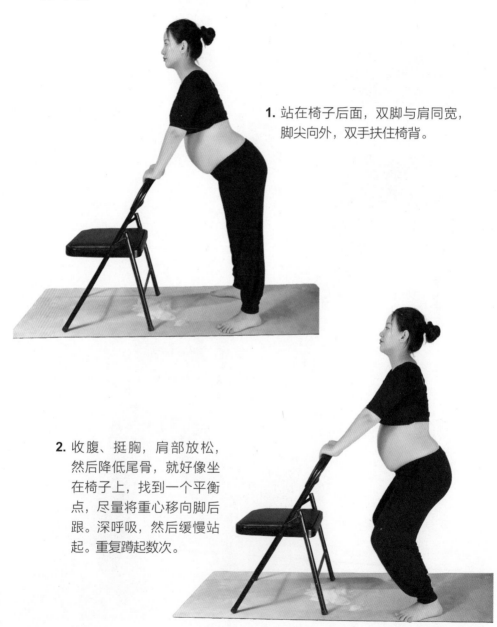

1. 站在椅子后面，双脚与肩同宽，脚尖向外，双手扶住椅背。

2. 收腹、挺胸，肩部放松，然后降低尾骨，就好像坐在椅子上，找到一个平衡点，尽量将重心移向脚后跟。深呼吸，然后缓慢站起。重复蹲起数次。

第2组

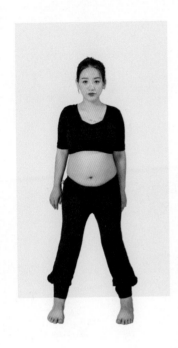
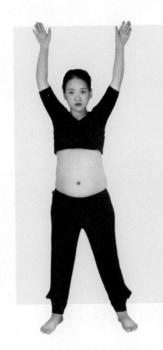

1. 背靠墙站立，双脚分开稍比肩宽。

2. 手臂贴着墙面举过头顶。

3. 双脚不动，身体慢慢顺着墙面向下滑至坐姿，保持3～5秒。

4. 慢慢起身，顺着墙面向上滑至站立状。重复该套动作3～5次。

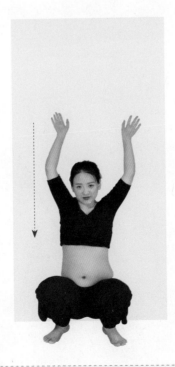
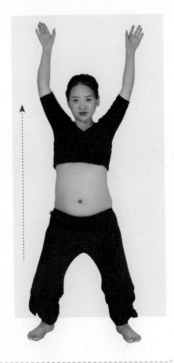

饮食配合，运动更有效

均衡饮食，三低一控制

如果孕妈妈缺钙、贫血、营养不良，会增加患妊娠高血压的风险，因此孕妈妈一定要注意均衡饮食，不要偏食、挑食。同时要注意控制体重增长速度，体重增长过快也会增加妊娠高血压的危险，因此孕妈妈要严格控制自己的体重，尤其到了孕晚期，每周体重以不超过 400 克为宜，还要做到低脂、低热量、低盐饮食。

脂肪类食物如果吃得过多，尤其是饱和脂肪酸摄入过多，会引起肥胖和血脂异常，这两项都会加重妊娠高血压，所以要少吃高脂食物。除了要限制脂肪的摄入，也要限制碳水化合物的摄入，用粗粮代替精米细面等富含碳水化合物的食物，同时要少吃高糖食物，减少热量的摄入。

食盐的主要成分是氯化钠，摄入过多，容易导致水钠潴留，使血压上升。所以一定要限制盐的摄入量，当然也要减少酱油、鸡精的食用量。

补充维生素 C、维生素 E 和多种矿物质

补充维生素 C、维生素 E 都有抑制血脂过氧化的作用，可以预防妊娠高血压。孕妈妈平时要多吃点富含维生素 C 的蔬果以及富含维生素 E 的核桃、玉米等。钙、钾、镁都对妊娠高血压有一定的辅治作用。平时可以多喝牛奶，多吃香蕉、全麦类、豆类等富含矿物质的食物。

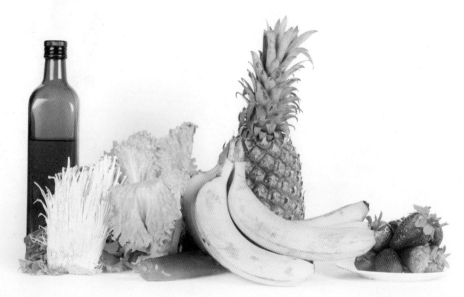

清炒洋葱

材料 洋葱 300 克。

调料 姜丝、葱花、盐各适量。

做法

1. 洋葱去老皮，洗净，切片。

2. 锅内倒少量油烧热，加入姜丝、葱花炒香，放入洋葱片翻炒至熟，加少量盐调味即可。

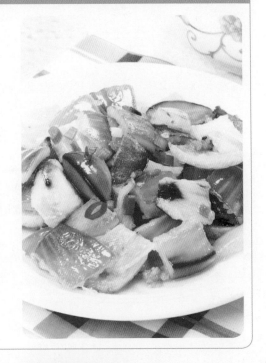

香菇炒芹菜

材料 鲜香菇 100 克，芹菜 200 克。

调料 香油、盐、料酒、水淀粉、葱花、姜末各适量。

做法

1. 香菇洗净，切成块；芹菜洗净，切成段。

2. 将香菇块、芹菜段分别入沸水中焯一下，捞出，控干。

3. 锅中倒入适量油，待油烧热时，放葱花、姜末炒香，下香菇块、芹菜段煸炒，烹入料酒，加少量盐调味，用水淀粉勾芡，淋上香油，炒匀出锅即可。

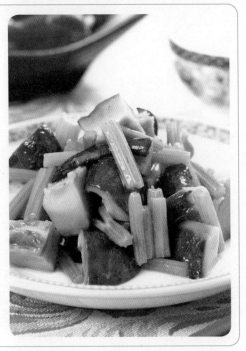

妊娠糖尿病

妊娠糖尿病的原因

妊娠糖尿病是指怀孕前未患糖尿病，而在怀孕时才出现高血糖的现象，发生率为10%~15%，如果血糖控制不好，容易发生流产、早产、羊水过多、巨大儿等。由于妊娠糖尿病患者对葡萄糖的利用率降低，在分娩时易导致产程延长，从而引起宫缩乏力性出血。而且，妊娠期血糖控制不理想，可能会发展成产后糖尿病。孕妈妈可通过适当的饮食调理来控制血糖，缓解妊娠糖尿病。

选降低食物生糖指数的烹调方法，控糖不难

孕妈妈日常饮食中，除了避免吃过甜的食物外，还要选择一些可降低食物生糖指数的烹调方法，这样能更好地控制血糖。

1.蔬菜能不切就不切。食物颗粒越小，生糖指数越高。所以一般薯类、蔬菜等不要切得太小，可以多嚼几下，让肠道多蠕动，对血糖控制有利。

2.高、中、低的搭配烹调。高、中生糖指数的食物与低生糖指数的食物一起烹饪，可降低生糖指数。如在大米中加入燕麦等粗粮同煮，生糖指数会比单用大米烹煮低。

3.急火煮，少加水。食物的软硬、生熟、稀稠、颗粒大小对食物生糖指数都有影响。加工时间越短、水分越多，食物生糖指数越低。

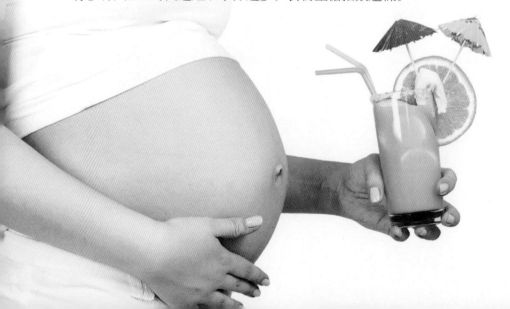

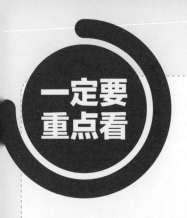

瑜伽球运动操：改善糖代谢，辅助控糖

　　运动能提高身体对胰岛素的敏感性，增强胰岛素和受体的亲和力，并且能增加肌肉对葡萄糖的利用，帮助改善糖代谢，达到控糖目的。

转球蹲功

1. 坐在瑜伽球上，小腿垂直于地面，大腿与地面平行。
2. 将骨盆内侧打开，尾骨内收，轻轻浮坐在球上。
3. 深吸气，吐气时以顺时针方向转动骨盆，自然呼吸，转动 5~10 次后换成逆时针方向转动。做 5 组。

推球大步走

1. 吸气，弓步，双手举瑜伽球，向上伸展。
2. 吐气，挺胸，双手放球下落在大腿上。连续做 5 次，一共做 3 组。

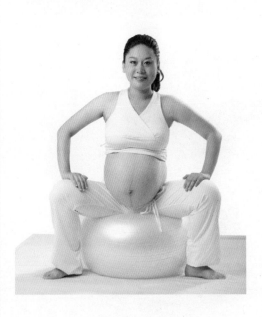

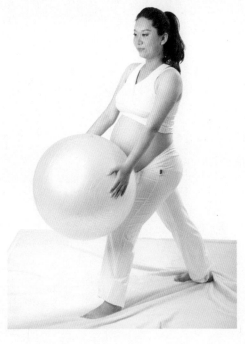

柔软腹壁运动：消耗热量，创造舒适的子宫环境

适当的运动有助于增加肌肉对血糖的吸收，有利于控血糖。这组运动还可以柔软腹壁，创造更舒适的子宫环境。

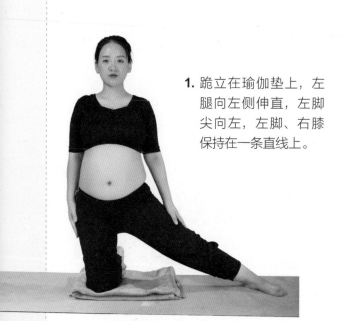

1. 跪立在瑜伽垫上，左腿向左侧伸直，左脚尖向左，左脚、右膝保持在一条直线上。

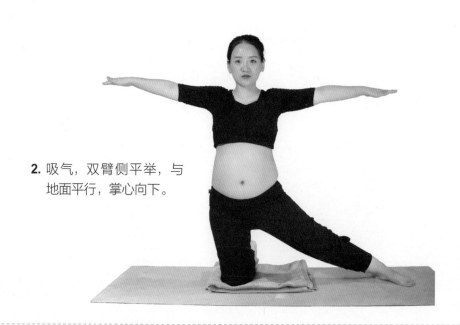

2. 吸气，双臂侧平举，与地面平行，掌心向下。

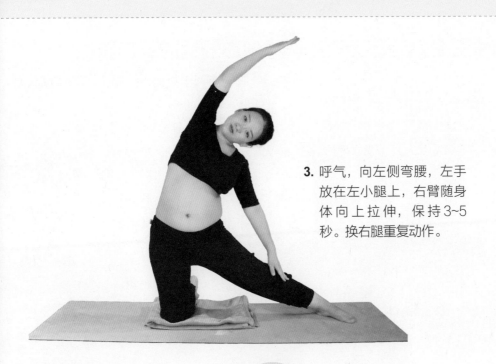

3. 呼气，向左侧弯腰，左手放在左小腿上，右臂随身体向上拉伸，保持3~5秒。换右腿重复动作。

姿势指导

可以双手高举过头顶，掌心相对，做左右侧弯的动作。

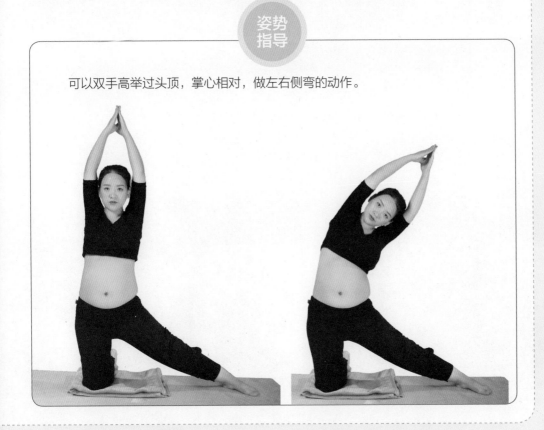

饮食配合，运动更有效

注意餐次分配，少食多餐

孕妈妈餐次的分配非常重要，因为一次进食大量食物会造成血糖快速上升，而孕妈妈空腹太久又容易发生酮症，危害母胎健康，所以应在控制总热量的同时，采取少食多餐的方式，正常的早中晚三餐之外匀出一些热量作为加餐。将每天应摄取的食物分成 5 ~ 6 餐，可避免三餐后的血糖水平大幅度升高，避免加重胰岛的负担。早、中、晚三餐的热量应分别控制在 10% ~15%、30%、30%，可分别在上午 9:00~10:00，下午 3:00~4:00 以及睡前加餐一次，分别占总热量的 10% 左右，防止低血糖的发生。

适当限制碳水化合物，食用生糖指数低的主食

碳水化合物是热量的主要来源，也是影响餐后血糖的主要因素，摄入总量不宜过高也不宜过低，占每日总热量的 50% ~65%，每天不低于 130 克。碳水化合物主要来自谷薯类、蔬菜和水果。

孕妈妈在选择主食时，精白米面血糖生成指数高，食用后极易导致血糖波动，应减少这类食物的摄入，增加生糖指数低的复合碳水化合物，比如燕麦、荞麦、糙米、红豆、绿豆等粗粮杂豆类，这些食物含有大量膳食纤维，可延缓血糖升高速度，也可以适当用薯类代替精米精面。饼干、蛋糕、甜点等都是血糖指数很高的食物，要尽量少吃或不吃。

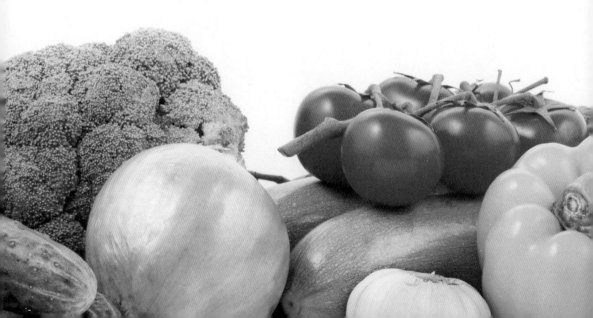

合理的脂肪摄入

膳食脂肪占到总热量的 20％～30％，限制饱和脂肪酸含量高的食物，如动物油脂、红肉类、全脂奶等，减少蛋糕、起酥面包、黄油等反式脂肪酸含量高的食物的摄入，而不饱和脂肪酸含量丰富的橄榄油、山茶油、坚果、去皮禽肉、鱼肉的比例要占到脂肪总量的 1/3。

保证充足的蛋白质摄入

蛋白质对于胎宝宝的生长发育至关重要，蛋白质的摄入要占到总热量的 10％～15％，每天 55～85 克，其中大豆及豆制品、去皮禽肉、鱼虾、蛋、瘦畜肉、低脂奶等优质蛋白质的量要占到蛋白质总量的 1/2。

膳食纤维可延缓血糖升高

孕妈妈要在保证每天总热量不变的情况下，多摄取高膳食纤维食物，如在白米饭中加入糙米、燕麦等谷物，或者加入红豆、南瓜等食材。同时还应增加蔬菜和低糖水果的摄取量，更有利于血糖的控制，也比较有饱腹感。但要注意，糖分含量高的水果一定要避免食用或控制食用量，如红枣、桂圆、荔枝、火龙果等，以免加速血糖升高。

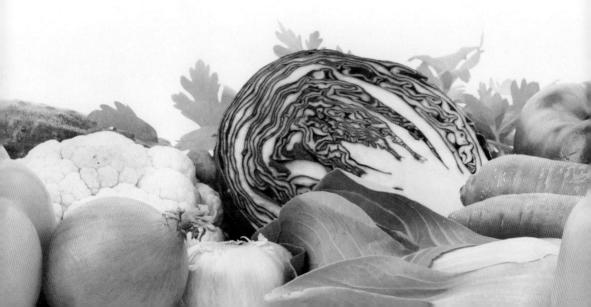

杂粮馒头

材料 小米面 80 克，黄豆面 30 克，面粉 50 克，酵母 5 克。

做法

1. 将酵母化开并调匀；小米面、黄豆面、面粉倒入容器中，加酵母水搅拌均匀，醒发 40 分钟。

2. 将醒发好的面团搓粗条，切成大小均匀的面剂子，逐个团成圆形，制成馒头生坯，再次醒发至原体积的 2 倍大，送入烧开的蒸锅蒸 15~20 分钟即可。

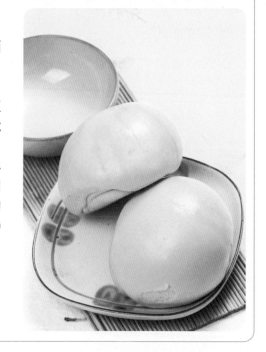

苦瓜炒牛肉

材料 苦瓜 200 克，牛瘦肉 150 克。

调料 料酒、酱油、豆豉、水淀粉各 10 克，蒜末、姜末各 5 克，盐、胡椒粉各 3 克。

做法

1. 牛肉洗净，切片，加料酒、酱油、胡椒粉、盐和水淀粉腌渍片刻；苦瓜去瓤，切片，用盐腌渍 10 分钟，挤出水分。

2. 锅内倒油烧热，放牛肉片炒至变色，盛起。

3. 锅留底油烧热，爆香蒜末、姜末、豆豉，倒苦瓜片煸炒，加牛肉片翻炒熟即可。

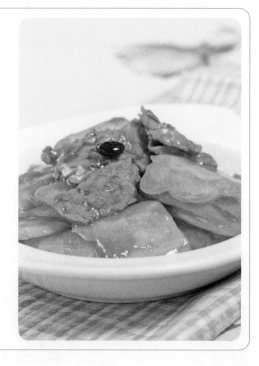